武当灵方济世救
民中医艰辛潜心
挖整以义於间奇验
法永存

贺尚儒彪名医著《武当灵方》一书出版

二〇一二年十一月十六日

两贯八十六岁老将蔡直根

中国共产党好
社会主义好
伟大祖国好

弘扬道家医学，传承养生济世

罗钧

中国印刷集团公司总经理

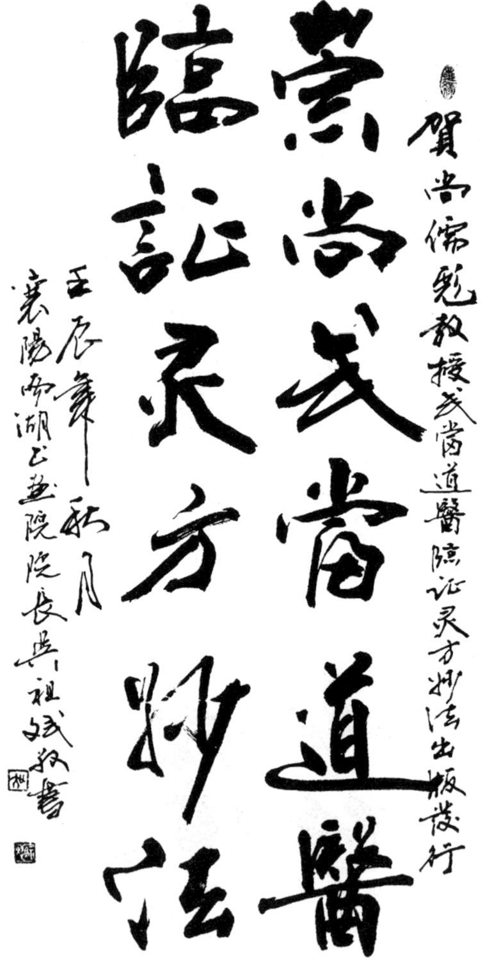

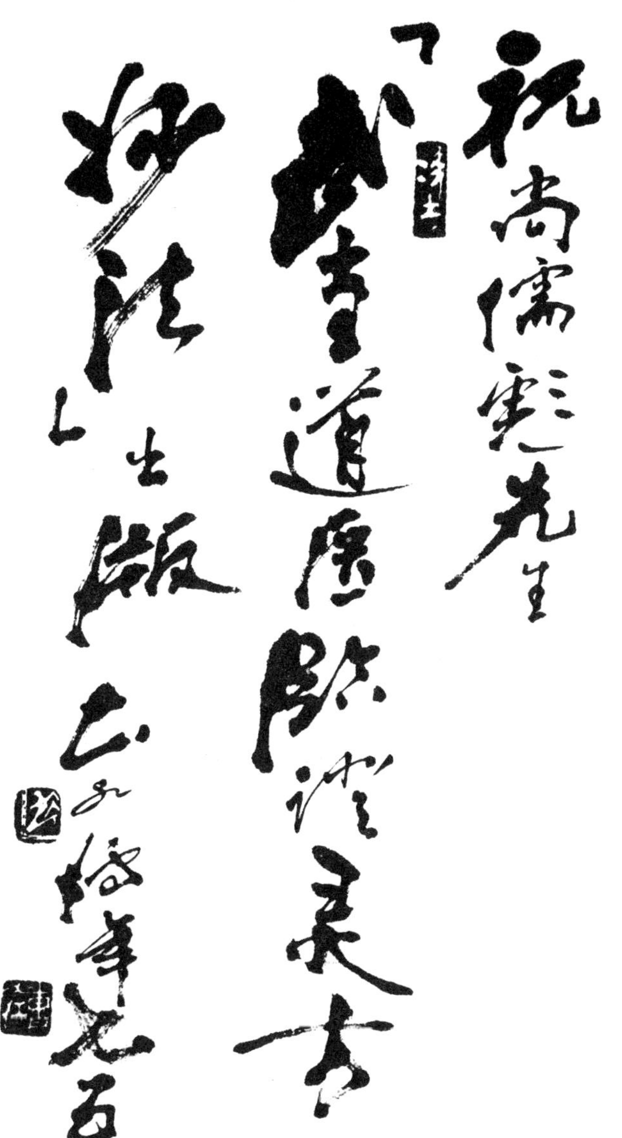

倘心如佛
醫術勝仙

祝尚儒彪同志武當道醫臨證靈方妙法發行

壬辰年孟冬襄陽寒山人書賀

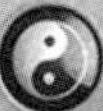

武当道医临证灵方妙法

系列丛书

武當道醫

伤科临证灵方妙法

尚儒彪／编著

山西出版传媒集团
山西科学技术出版社

《武当道医临证灵方妙法系列丛书》
编委会

内容简介

本书是一部伤科治疗专著。书中介绍了武当道教医药经络学说、人体骨骼、天人合一的整体观、武当伤科诊法、伤科接骨法、伤科固定法、武当伤科常用方，其中有不少秘方是首次公开的祖传秘方。较为详细地介绍了武当道教医药一根针疗法、一双手疗法。全书重点介绍了各种关节脱位、各种骨折的治疗。对常见的急慢性颈、肩、腰、腿疼痛治疗，反映出了武当道教医药按摩、针灸治疗的特色。烫伤、冻伤和各种动物咬伤的治疗，是此书中的亮点，这些秘方经作者40余年临床验证，治疗各种烫伤的有效率为99%。武当道教医药的道医们，多是武当武术高手，因此在内伤治疗、穴位损伤治疗均有独特的心得，分治方法较细。最后介绍了由恩师所传授的“武当秘传跌打外伤药方”。

此书适合全科医生、伤科医生、康复科医生、针灸科医生学习、参考。家庭备有此书，可在关键时查阅，达到小伤自救，大伤第一时间保护伤者，对寻医治疗均有一定帮助。

序 言

我虽然没有专门研究过武当山道教医药，但长期在武当山地区生活工作，长期阅读道教史志及《正统道藏》，长期接触道教界人士，耳濡目染，能感受到道教与中医学的密切联系，对民间流传的“医道同源”“十道九医”等习惯说法也有几分体悟和认知。

道教与其他宗教相比，其教义思想的最大特色是“贵生”。生，是指生命存在和延续，“贵生”，即珍惜生命、善待生命之意。“贵生”的教义主要反映在三个层面：一是对自己；二是对他人；三是对其他有生命的物体。从这三个层面都可以看出“医道同源”的轨迹。

对自己，道教追求修道成仙、长生久视，所以特别重视“生”。《道德经》说：“深根固柢，长生久视之道。”《太平经》说，天地之间，“寿最为善”，生命长久存在本身就意味着是最高的善。与生命存在相比，富贵功名都算不得什么。《抱朴子》说：“‘天地之大德曰生。’生好物者也，是以道家之所至秘而重者，莫过于长生之方也。”《抱朴子》说：“百病不愈，安得长生？”“古之初为道者，莫不兼修医术”。道教修道成仙的信仰和理论促使其信奉者孜孜不倦地追求长生不老之药，并伴随"内以养己"的炁功，通过导引、辟谷、清心寡欲以达到祛病延年、强健体魄的目的。历代道士在修炼过程中积累了大量有关医药卫生、祛病延年、保健强身的知识与方术，它包括服饵外用、内丹导引等方法。医学治病要研究人的身体，道教养生也要研究人的身体，所以我们在道教《黄庭内景经》中可以看到《黄帝内经》的影响。南朝道医陶弘景《养性延命录》高举"我命在我不在天"的道教生命哲学大旗，强调修道之人如果平时能加强身心修养，注重合理饮食和房中卫生，善于调理，就能保持身心健康，防止疾病萌生。该书强调的"生道合一"的宗旨是"医道同源"的典型案例。

对他人，道教宣扬重人贵生，济世度人，所以特别重视"生"。《太平经》说：天地之性，万千事物中"人命最重"。《三天内解经》说："真道好生而恶杀。长生者，道也。死坏者，非道也。死王乃不如生鼠。故圣人教化，使民慈心于众生，生可贵也"。在被道教奉为万法之宗、群经之首的《度人经》中，开卷即宣扬"仙道贵生，无量度人"的教义。道教有以医传道的传统，如东汉张陵创"五斗米道"是从为百姓治疗疫病开始的，张角的"太平道"也是通过为民治病吸引了信众。道教认为修炼成仙必须做到功行双全，道士们将各种修炼养生的法门统称为"功"，并认为在练功的同时还必须行善积德，济世度人,即所谓“行”,只有做到“功行圆满”,才能得道成仙。而行医施药是济世度人的一大功德，这无疑也会促使教门中人自觉研习医术,通过治病救人来行善立功德。

对其他有生命的物体,道教宣扬齐同慈爱,万物遂生,所以特别重视“生”。

道教尊重生命、宝贵生命的思想并不仅仅是针对人的,天地日月、草木鸟兽等万物的生命都是宝贵的,都需要人们怜悯善待,不可随意伤害。武当道教敬奉的主神——玄天上帝是主宰天一之神,是水神。《敕建大岳太和山志》说:“其精气所变曰雨露、曰江河湖海;应感变化,物之能飞能声者,皆天一之所化也”;“玄帝有润泽发生、至柔上善、涤秽荡气、平静之德,上极重霄,下及飞潜,动植莫不资焉。”因此,武当道教的玄帝信仰也充分体现了“贵生”的教义精神。古代道医不仅为人治病,遇到动物有病也会积极施救,民间传说道医孙思邈为小蛇治伤的故事就反映道教齐同慈爱的“贵生”教义。

民间“十道九医”之说,也不是空穴来风。翻阅道教史志就会发现，历代道士中兼通医术者不在少数。以武当山为例,宋代以来山志对通医术为民治病的道士多有记载。元代《武当福地总真集》云:田蓑衣“人有疾厄叩之者,摘衣草吹气与之,服者即愈。”孙寂然“以符水禳祷为民除疾，众皆归之，数年之间，殿宇悉备。高宗诏赴阙庭，以符水称旨，敕度道士十人。”邓真官“远迩疾患，皆奔趋之。”鲁洞云“年八十余，以道著远，点墨片纸，可疗民疾”。叶云莱“至元乙酉，应诏赴阙，止风息霆，祷雨却疾，悉皆称旨。”明代《大岳太和山志》云：王一中（？ –1416 年）“符水济人，御灾捍患，事多灵验。”张道贤“奉命采药于名山大川”。雷普明“御马监马大疫，檄普明治之，遂息”。《续修大岳太和山志》卷四《仙真》云：黄清一（？–1900 年）“识药性，苦修炼。昼则入山采药，和丸济世”。黄承元（1785–1876 年）“性慈祥，甘淡泊。日以采药济世为事”，治愈病人甚多。该志卷一记载：“紫霄宫杨来旺知医，纂有《妙囊心法》；周府庵郑信学、蒲高衡、饶崇印知医；紫阳庵王太玉知外科；自在庵高明达外科。”20 世纪 90 年代初，我在搜集武当山道教历史资料时，听说清末民初武当山坤道胡合贞知医术、识药性，曾为武当山周围许多民众治愈过疾病；20 世纪 70 年代，我曾见过冲虚庵赵元量道长为民推拿疗伤，不取分文，颇受民众尊敬。所以我和王光德会长合著《武当道教史略》时，专门为胡合贞、赵元量道长立传，以表彰他们悬壶济世之功。

尚儒彪先生，道名信德，是武当道教龙门派第 25 代俗家弟子。20 世纪 70 年代初，因开展“一把草运动”进入武当山采挖中草药，认识了在庙道医朱诚德，遂拜其为师，学习道教医药。经过长期的临床实践,他总结整理出武当山道教医药的“四个一”疗法,即“一炉丹、一双手、一根针、一把草”,并发表多篇文章介绍武当道教医药。尚医生退休前为湖北省丹江口市第一医院主任医师,2002年被十堰市卫生局评为“十堰十大名中医”之一。他曾参与编写《中国武当中草药志》,著有《伤科方术秘笈》《古传回春延命术》《中国武当医药秘方》《武当道教医药》等医书。

《武当道医临证灵方妙法系列丛书》是尚儒彪先生总结研究武当道教医药的最新成果,该丛书由内科、儿科、妇科、男科、伤科、外科、方药7个部分组成。作者长期从事中医药工作,除本人家传及师授秘方外,还注意搜集、整理武当山历代道医治疗各种疾病的灵方妙法,并将其应用于临床实践,积累了大量的成功经验。古人云:“施药不如施方。”现在,作者将自己长期收集的灵方妙法全部公开地介绍给读者,由读者斟酌选用,这种做法完全符合道教重人贵生、济世度人的教义,故乐为之序。

湖北省武当文化研究会会长　杨立志

自 序

壬辰孟春，当我校完新作《武当道医临证灵方妙法系列丛书》，真有新产妇视婴之感。产妇只需十月怀胎，吾作此书，积累资料数十载，辛苦撰写近十年。虽经精雕细琢，修改数遍，书中仍有不尽如人意处，但慈母看娇儿，虽丑亦舒坦。

余幼承家技，自幼受百草香气熏染，从记事起，常见将死者复活，危重者转安，常与家人共享患者康复之快乐，亦常为不治者而心酸，遂立志：长大学医，为人解苦救难。1961年我拜名医齐正本为师学习中医外伤科，1963年参加工作进入医院，曾拜数位名医为师，有湖北当阳县的朱家楷，宜昌许三友，襄阳铁路医院的邓鸿儒，襄阳中医院的陈东阳和马玉田。参加工作后，我坚持在工作第一线，数年没有休过节假日，工作没有黑夜与白天，玩命地工作，换来的是历届领导信任，患者喜欢。组织上曾派我到湖北洪湖中医院学习治类风湿，赴山西省稷山县杨文水处学习治疗骨髓炎，在襄阳铁路医院学习治疗白癜风，去北京参加“全国中草药，新医疗法交流会”，使我增长了见识，大开了眼界。1971年至

1973 年曾进修于武汉体育学院附属医院，成都体育学院附属医院，拜郑怀贤教授为师，学习骨伤科。1980 年进修于辽宁中医学院附属医院，拜王乐善、田淑琴为师，学习中医外科、皮肤科共 1 年。20 世纪 80 年代初，我考入湖北中医学院中医系，经 4 年系统学习，以优异的成绩完成学业。

20 世纪 70 年代初，因当时开展“一根针、一把草运动”，我多次进入武当山采挖中草药，与在庙道医朱诚德结缘，遂拜朱诚德为师，学习武当道教医药，这一拜，学习便是 40 年。谁知我越学越觉得自己所知甚少，临床穷技乏术常遇到疑难，得天时、地利之优势，有困难即向恩师朱诚德求教，无数次地进入武当山，他每次总能为我释疑解惑，用朴素的语言和形象的比喻，能使我通晓医书之理，并语重心长地告诉我，在行医的道路上要不断地学习，学医没有终点站。

遵师训，我发奋攻读医书，虽未悬梁刺股，但也是手不释卷，读《内经》忘了寒暑，背药性午夜不眠。深山采药，常拜师于道友，问方于民间，辄尝尽人间辛劳与苦甜，我曾数次尝毒，几经风险，初衷不改，苦而无怨。经数十年努力，现在我稍有所学，也有了一些临床工作经验。饮水思源，朱诚德恩师无私地传授我道医真学。我第二任恩师李光富为我的工作亦给了很多方便。在他的安排下，我拜读到《正统道藏》,并安排数位道友协助我采挖中草药标本,收集医药文献，为我撰写此书作出了很大贡献。受武当之恩惠比山还重,弘扬武当道教医药,义不容辞,我应勇挑重担,可用什么形式传承,吾甚是为难。武当道教医药文化深厚,源远流长,发掘之、提高之,确为重要。但泥古不化,无以进步,执今斥古,难以继承,以中拒外,有碍发展,化中为洋,有失根本。细思之,详考之,本着博众家之长,理当世精英,与道教医药融会贯通,讲究临床实用,为人类健康做一份贡献之初衷,我不顾年老多病，十年来上午接诊病人，下午至午夜书写书稿,从未间断。虽然因用眼过度视力不断减退,书写时间太长,累得我颈僵背痛,手困腕酸。只觉得昼夜苦短,甚感艰辛,方信“文章千古事,甘苦寸心知”不是谬言。现书已完稿,我心中欢喜，不能忘我恩师朱诚德毫不保留地传授道教医术,亦不能忘武当山的道友,时常与我朝夕相伴,不能忘那些帮助过我,为我提供过资料,为我讲述过武当道教医药人物或传奇故事的均州城里数位知情老人,在此我再次谢过!

我还应感谢丹江口市的很多领导，对我研究武当道教医药给予的大力支持,感谢丹江口市第一医院诸位领导,在我工作期间,为我研究武当道教医药营造了宽松的环境,并给予充分时间，更要感谢山西科学技术出版的领导和郝志岗编辑的大力支持,才使此书能顺利地与读者见面。书中不足,是作者水平有限,敬请谅解,并请提宝贵意见。

尚儒彪

前　言

武当山，坐落于鄂西北丹江口市境内。其层峦叠嶂，雄奇峭拔，古树参天，水草丰泽，风景秀丽，是名扬中外的道教圣地。

古往今来，武山上的有道之士和方圆八百里的武当山人，在这块得天独厚的道教乐土上，用自己的聪明才智和勤劳的汗水，不但创造了一个举世无双的武当仙境，供中外游人观光，更是因创造了武当山武术与武当养生而名扬天下。在长期同病魔作斗争中，还创建了武当道教医药，即“一炉丹、一双手、一根针、一把草”的“四个一疗法”。其中一法可以治疗多种病，一种病亦可用多种法，它把预防、治疗、康复视为一个整体，总结出了不少治疗奇难杂病和健身益寿的成功经验。经历代武当山道家、医家及广大群众反复临床应用，不断地完善提高，使之成为广大人民群众喜欢，并容易掌握，可操作性极强，药到病除，手到痛止，具有地方特色的武当道教医药，同时也成为中华医药大家族中，能独树一帜，古老而又有创新的医药体系。

溯本求源,远古时代的武当山人,为了获取食物,寻求生存,在深山老林中要抵抗各种凶禽猛兽,在无数次的生死搏斗中,积累了一些特殊动作,正是因为有了这些特殊动作,使人们在搏斗中取得了胜利。人们为了熟练地掌握这些特殊的动作,就得不断地练习,日久天长,特殊动作日益增多,练习方法日益成熟,多个动作连在一起经常练习,既增加了趣味性,也加强了实用性,这就是武当武术套路的前身。

由于争夺食物与生存空间,古代人除了与野兽搏斗外,人与人的争斗亦是时常发生,这就使人们更加重视搏斗技巧,使原本作为防身和健身的特殊动作逐渐转化为技击功夫,从而形成了武术。

武术格斗,艰苦的武术训练,扭伤、跌伤、打伤、金创伤及内脏和经络穴位伤日益增多,影响着群体战斗力,如何预防和治疗这些损伤成为当时医家、武术家十分关心的问题。武术家和医家们共同努力,用自己的身体做药物试验,历经无数次的失败,逐渐摸索出了一套武当道教医药伤科治疗体系,成功应用于临床上千年。这也是武当武术与医学相结合的完美体验。

本书既收集、整理了武当道教医药历代先贤、大德们治疗伤科病的成功经验和现代医药先进方技,亦有本人家传及师授秘方，在治疗各种关节脱位、各种骨折、各种急慢性颈肩腰腿痛、烫伤、冻伤、各种动物咬伤、各种内脏伤、穴位经络伤均有独特效果。

尽管我在挖掘、整理、研究武当道教医药方面做着不懈的努力，限于本人水平不高、精力有限，对本学科的整理挂一漏万，很不全面，书中定有很多错误之处，请同道高人、世间贤达不吝指点。

尚儒彪

目 录

contents

第一篇 武当伤科基础

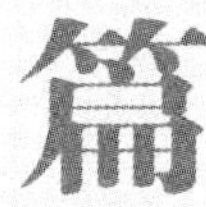

第一章　天人合一的整体观

武当道教医药的特点就是:“整体观念，辨证施治”。武当伤科更是推崇“天人相应”观点,认为人与天地的同一性,在于元气。天气贯于人,人气通于天,皆借此元气而贯通。人与万物虽然各有自己的特殊运动形式,但其最基本的运动形式都是“升降出入”,而且是在同一大气中进行着这种升降出入运动。因此,人与天地间息息相关,联系甚密。

第一节　人体与天地、万物

人、天地、万物都是大自然的一部分,都按着自身的规律运动着。它们相互依存、相互制约,从而呈现出和谐自然之态。人为万物之灵,能够主动地利用自然条件为自身服务,因而成为天地之主宰。人体还能正确地适应外界的变化以维持自己的生命运动的平衡，同时及时地摄取外物,维持自身的机体新陈代谢。人类吸收了自然界的各种信息,完善了自身,便提高了适应力。因此在人类个体中,往往有与自然界相对应的部分或机能。董仲舒在《春秋繁露·人副天数》中说:“人有三百六十节,偶天之数也,形体骨肉,偶地之数也;上有耳目聪明,日月之象也;体有空窍理脉,川谷之象也;心有哀乐喜怒,神气之类也。观人之体，一向高物之甚而类于天也。”《灵枢·邪客篇》中也作了进一步的描述：“黄帝问于伯高曰：愿闻人之肢节，以应天地奈何？伯高曰：天圆地方，人头圆足方以应之；天有日月，人有两目；地有九州，人有九窍；天有风雨，人有喜怒；天有雷电，人有声音；天有四时，人有四肢；天有五音，人有五脏；天有六律，人有六腑；天有冬夏，人有寒热；天有十日，人有手十指；辰有十二，人有手足十指趾与茎、垂以应之；女子不足二节，以抱人形；天有阴阳，人有夫妻；岁有三百六十五日，人有三百六十五穴；地有高山，人有户膝；地有深谷，人有腋窝；地有十二经水，人有十二经脉；地有泉脉，人有卫气；地有草木，人有毫毛；天有昼夜，人有起卧；天有列星，人有牙齿；地有小山，人有小节；地有山石，人有高骨；地有林木，人有募筋；地有聚邑，人有肌肉；岁有十二月，人有十二节；地有四时不生草，人有无子。此人与天地相应者也”。这些有关天人相应的论述，固然难免带有主观臆断、牵强附会成分，但其指导思想，则是想从人体中寻找与大自然相关的信息。这种理论渗透入很多学科，特别是在武当道教医药与气功学中，并有效地指导其实践。

第二节　人体整体观

古人认为，人体虽有上、下、左、右、内、外、前、后之分，但人皆由元气构成，而且相互关联而成为一个整体，即所谓“人体整体观”。如脏与脏之间的相生相克关系，脏与腑之间的阴阳表里的络属关系，以及五脏与人体各部的有机联系等。武当道教医药根据《黄帝内经》而简化的《五脏旁通表》所列内容均从人体内外局部，对人体整体产生影响，特别是人体五脏与之有着密切关系，特辑录于此，以作参考。

表 1-1-1　五脏旁通表

五脏：	肝	心	脾	肺	肾
六腑：	胆	心包	小肠	胃	大肠 膀胱
五体：	筋	脉	肉	皮	骨
五志：	怒	喜	思	忧	恐
五神：	魂	神	意	魄	志
五窍：	目	舌	口	鼻	耳
五音：	角	徵	宫	商	羽
五主：	色	臭	味	声	液
五色：	青	赤	黄	白	黑
五臭：	臊(膻)	焦	香	腥	腐
五味：	酸	苦	甘	辛	咸
五液：	泪	汗	涎	涕	唾
五荣：	爪	面色	唇	毛	发
五声：	呼	笑	歌	哭	呻
五行：	木	火	土	金	水
五方：	东	南	中	西	北
五谷：	麻	麦	稷	稻	豆
五菜：	韭	薤	葵	葱	藿
五果	李	杏	枣	桃	栗
五畜	鸡	羊	牛	犬	猪
五时	春	夏	长夏	秋	冬
五天	风	热	湿	燥	寒
五气	柔	息	充	成	坚
五化	生	长	化	收	藏
五星	岁星	荧惑星	镇星	太白星	辰星

武当道教医药家，武术家张三丰在《安乐延年法》中说："道生万物，天地乃物之大者，人为物中灵者，人同天地，以心比天，以肾比地，肝为阳位，肺为阴位……"武当道教医药还认为，组成人体的各部分都可以反映出整体生命的运动状况，比如：独取寸口的脉象，能对诊断全身疾病可提供出较为可靠的资料，在临床观察舌诊，亦是以局部而测全身重要方法，这些也是人体整体观念及天人合一的又一表现。由于人体是由元气贯通周身而得以维护生命活动的，因此在一定程度上，全身的健康情况还与本人的出生的时间有很大关系。笔者经过数十年研究，并参考其他有关资料，编制出一个"人体健康自测表"，经30年数千人次游戏性检测，准确率在95%以上，现在将此表介绍给读者，供爱好者自娱，见表1-1-2。

表1-1-2　人体健康自测表

出生日期	3月21至4月21	4月21至5月21	5月21至6月21	6月21至7月23	7月23至8月23	8月23至9月23	9月23至10月23	10月23至11月23	11月23至12月23	12月23至1月21	1月21至2月21	2月21至3月21
节气	春分谷雨	谷雨小满	小满夏至	夏至大暑	大暑立秋	立秋秋分	秋分霜降	霜降小雪	小雪冬至	冬至大寒	大寒雨水	雨水春分
身体薄弱区	头面	鼻喉耳颈	肺手掌手臂肩膀	胸部肝消化系统	心脏背部	肠道腹部	肾、腰部	肌肉性器官膀胱	神经臀部	膝、小腿	踝、足	足、脚趾

编制此表时，为了能与现代身份证相符，把农历换算为公历，因此此表以公历为准。

表里面所说的身体薄弱区，即是相对易患病和受伤的部位，有些同志即使当时对照时没病，也应该多注意你薄弱区的小伤小病。薄弱区里即是小伤小病，也应该高度注意。如十年前有位同志，40岁，刚做完体检，身体健康，可从表上看，他的肝区是薄弱区，他当然不会重视这个信息，可一年后他患上乙肝，去年因乙肝转为肝癌而去世，中间相隔仅3年。当然这个例子很典型，可是他当年提前要是提高警惕，不染乙肝，也可能不会走这么快。说这话的意思是此表不是百分之百的准确，可它作为你身体健康的一个警示牌，应该重视。

从表中可以看到，从12月23日到3月21日这段时间出生的人，膝盖以下是此人身体的薄弱区，这个时间出生的人，易患膝部关节炎、小腿周围血管病、踝关节易扭伤、足癣、胼胝等。

3月21日到5月21日这段时间出生的人，头、鼻、喉、耳、颈是此人身体薄弱区，易患脑血管病，须发病，五官科疾病及颈椎病引起的头痛头晕。

5月21日到6月21日这段时间出生的人，肺、手掌、手臂、肩膀、乳房、肝、胆、胃是此人身体的薄弱区，易患咳嗽、气管炎、手癣、手臂疼痛、麻木、肩周炎、乳房部病变、肝胆胃的病变，应多加防范。

6月21日到8月23日这段时间出生的人，心脏、背部、消化系统是此人身体的薄弱区，这些人易患心血管病，胃、肠病，背部筋膜炎，颈、背部易生大疮，要多加小心这个部位。

8月23日到12月23日这段时间出生的人，肠道、腹部是此人身体的薄弱区，这些人易患急、慢性肠炎，腹内的男女生殖系统如肾、膀胱、前列腺、输精管、尿道、子宫、附件等患相应的病变，这些人还易患精神病、失眠、焦虑症等，还易患外阴部、肛门部病变、臀部软组织病变、坐骨神经炎、股骨头坏死等，应及时防治。

另外，人体全身的经络穴位对诊断和治疗均有非常重要指导性和使用性。人体的每一个局部都含有全身重要信息，如全身及四肢（如图 1-1-1）各个反应点对于诊断和全身性疾病的治疗均可以起到很好的效果。近些年发展起来的面针（如图 1-1-2）、手针（如图 1-1-3）、脊针（如图 1-1-4）、足针（如图 1-1-5）、第二掌骨针（如图 1-1-6），还有鼻针、眼针、舌针、头针、人中针、手腕、踝关节针等，这些局部针刺穴位治疗方法，也是根据天人合一、整体观念理论而研究出来的效果可靠，且使用安全的独特疗法。正如《灵枢·背俞》篇曰："欲得而验之，按其处，应其中而痛解，乃其俞也"。在诊断方面，《素问·经络论》中说："心赤、肺白、肝青、脾黄、肾黑，皆亦应其经脉之色也"。医者可以根据面部望诊，了解病人的病痛所在，《灵枢·五色篇》载有："庭也，首面也，阙上者，咽喉也，阙中者，肺也，下极者，心也，直下者，肝左者，胆也，下者，脾也，面王以下者，膀胱之处也。"从以上这些资料即能证明人的全身每个部位都能与全身形成一个整体，也更能证明武当道教医药天人合一、整体观念是非常正确的，正因为有了这些正确的理论基础，给临床各科的诊断与治疗带来了极大的方便。

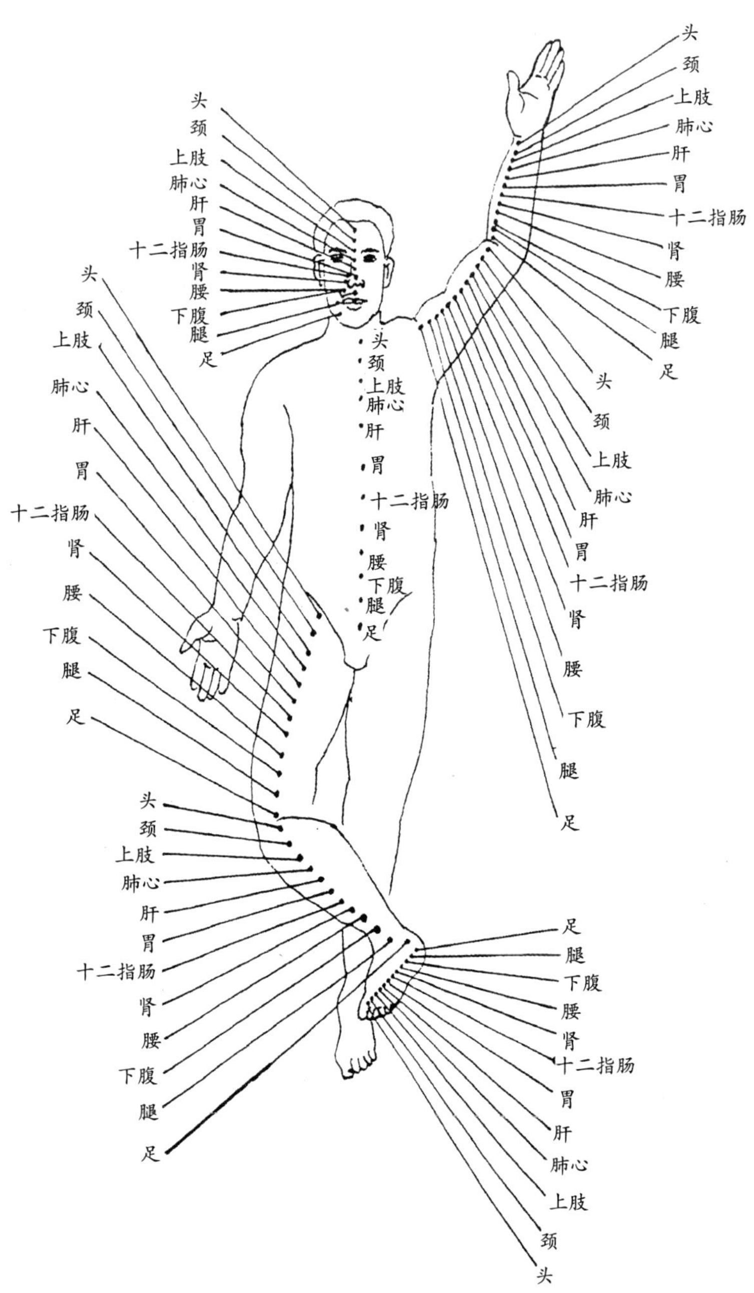

图 1-1-1　人体全身及四肢反应点

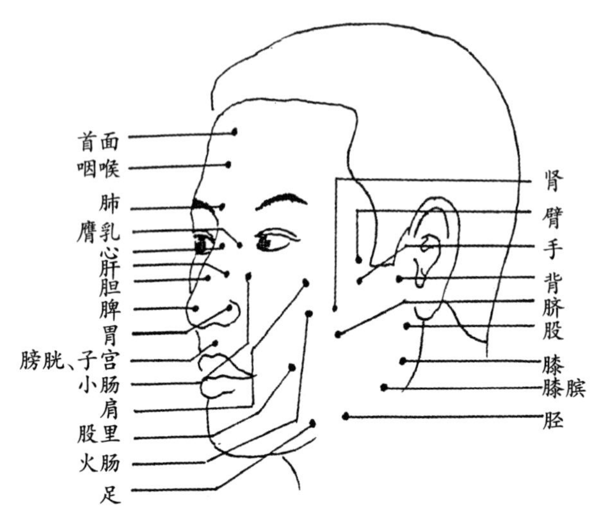

图 1-1-2　面针穴位图

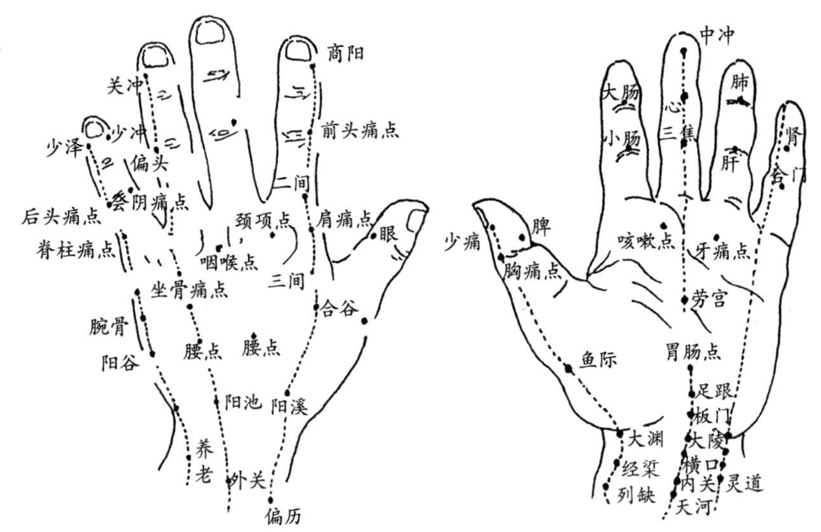

图 1-1-3　手针穴位图

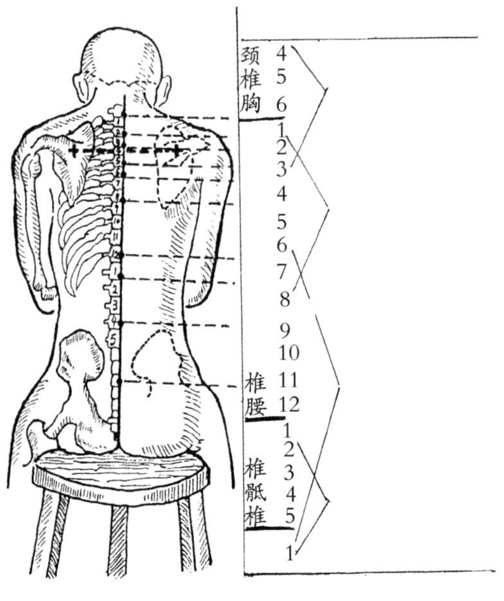

图 1-1-4　脊针穴位图

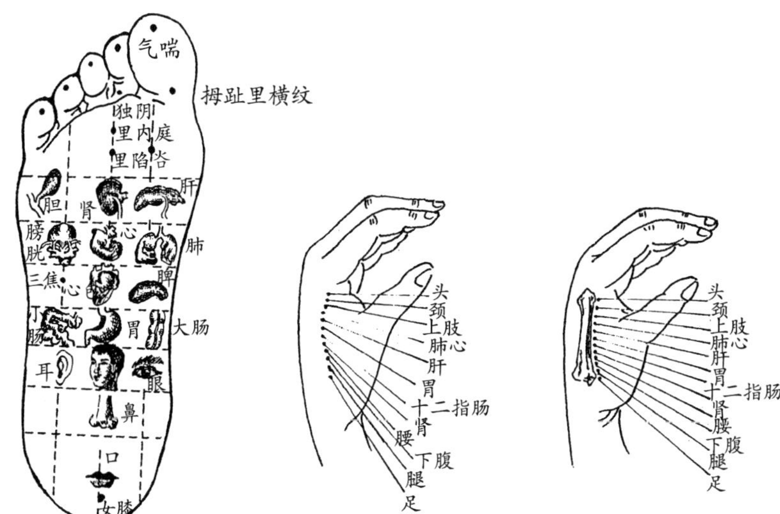

图 1-1-5　足针穴位图

图 1-1-6　第二掌骨针

第二章　武当伤科概述

伤科诸方技，从古为技击家所秘，盖世真传者甚少，然冰渊之灾，人所有之，一遭不虞，而治之不得其法，或命悬呼吸，或遗留痼疾。自古有武术“南宗武当、北宗少林”之说，武当道教崇尚武学之风久矣，“武当内家拳”名扬海内外，为古今养生家、武术家所敬仰。武当道徒们晨夕苦练武当拳，拳械伤者时而有之，武当道教经历数十代道医们不懈努力，整理出了一套武当道教医药伤科治疗的成功经验，有如下七大特点。

一、纵观整体，准确诊断

武当伤科受其道教“天人相应”整体观念影响，在伤科诊断中，虽然有很多局部诊断良法，但它仍非常注重全身情况：对伤者首先要作全身检查，包括精神、神志、面色、营养、体形、步态、脉搏、呼吸，头、胸、腹、背，局部色、形、压痛等。在排除头、胸、腹、背及内脏伤、内出血后，方可检查受伤局部伤口的大小、深浅，骨折是开放还是闭合，骨折属哪一形状。关节脱位，离位的远近，都要作些准确诊断。

二、手法柔和，固定合理

武当伤科，在正复脱位与骨折时要求手法柔和，伤员在无痛、无知觉的情况下，达到正复目的。所谓“手法随心用，力随呼吸出，治骨不伤肉，手似未触肤”，骨折、关节脱位即复位矣。复位成功后，固定也是治疗一大关键。

固定是手法治疗的继续，固定要求在脱位、骨折手法复位完成后，经手摸或X线复查证实，手法复位达到治疗标准后，方可施行固定。固定时要求伤肢处于正常解剖正位，拨正肌肉，理顺经络，敷上药膏，才开始固定。固定器具，根据伤情灵活多变，该长则长，该短则短，该窄则窄，该宽则宽。达到固定后，折伤处“勿令有转动”有利于骨折愈合，关节处“令其伸屈自然”有利于功能的恢复，防止关节强硬，功能障碍。固定扎带松紧要适度，注意固定后伤肢的血液循环，若发现伤肢青紫、发凉，要及时调整固定器具。定时拆开固定器具，察看局部皮肤是否青紫或者溃烂，若有，要对症处理后，用温度合适的药水，洗净伤处旧药，换新药，再重新固定。拆开固定，没有特殊情况不能过于频繁，冬季3～5天一次，夏季1～3天一次，但不管是拆开固定，还是换药洗涤，千万不能惊动折伤处，固定结束后，要求伤处轻微痛或无痛感，伤肢摆放自然，有利于气血运行，有利于折伤处愈合。

三、对症用药，内外相兼

武当伤科认为“气血不亏筋骨健，内丹不足身体弱”。所以在治损伤整个过程中，特别注意内外兼治：平素元气不足者，补其元气；有气滞血瘀者，则活血化瘀；肿痛较重者，则消肿止痛；尿及粪便排泻不畅者，则排其二便。局部用药，开始消肿止痛，中期活血化瘀，后期强筋壮骨，并着重接骨续筋。

四、动静结合，练功适度

武当伤科认为，治疗损伤在折伤处固定牢固后，则要做功能锻炼，这有利于骨折愈合。受伤后，道医们根据受伤部位和伤情的轻重、受伤时间的长短，制定各种适宜的功能锻炼。要求伤者认真练习，达到早日康复，不留后遗症。

五、治疗烧伤，方秘效宏

治疗烧伤、烫伤、化学品灼伤，更是武当伤科的一大亮点。经历数千年亲身经历，历代道人不断挖掘、整理、完善，终于探索出一套液体外敷或浸泡，药膏外涂配少量药粉外撒的湿性疗法。能快速止痛，并能快速愈合，为数以万计的伤者免去了植皮、截肢痛苦。经临床近 50 年使用，观察数千例患者，对 1～3 度烧伤、烧伤最大面积高达 30%，经上述方法治疗，均可在 7～25 天痊愈。有很多是陈旧烧伤，创面有严重感染者。除个别是严重瘢痕体质的患者，留下有瘢痕，其中有 90％的患者愈后皮肤光洁如初。

六、软伤诊疗，方法正宗

武当伤科治疗的软伤是骨伤，有关的纤维组织包括脂肪、筋膜、肌肉、肌腱、腱鞘、韧带、滑膜及滑囊，但不包括皮肤、淋巴管、神经与血管组织。这些软组织在急性损伤或慢性劳损发生病变，主要表现局部疼痛功能障碍。临床上不能只凭先进医疗设备检查，主要根据病史及体格检查作出诊断。武当伤科依据人体三关六节的肌肉依附关系，结合经络学说，更有经历数千年来，历代道医摸索出的损伤的诊法，在不同软伤诊断中可在一个特定点，探出只有火柴头大的敏感点，这也是这个伤的病根。并在这个点做针刺、点穴、火罐、敷药、膏药及气功发功等方法治疗，对颈、肩、腰、腿及其他软伤，均可取得理想效果。

七、各种咬伤，分治甚严

在治疗各种动物咬伤方面，武当伤科总结出一套分别诊治的方法。这些方法多均是就地取材、药方多有效奇、价廉的有效良法。道医们用这些方法，数千年来不知救活多少被各种动物咬伤的人。无数次的救治成功，证实了武当伤科治疗各种动物咬伤的数十种方药确实疗效可靠。

第三章　人体骨骼

成年人的骨骼由 206 块骨头组成，构成人体的支架（图 1-3-1）。根据骨骼在人体的部位不同，可分为：头颅骨 29 块、躯干骨 51 块、上肢骨 64 块、下肢骨 62 块。每一块骨都有一定的形态与名称。

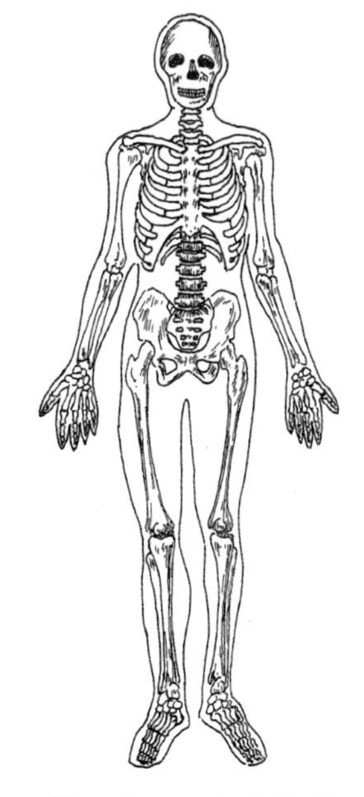

图 1-3-1　人体骨骼

一、头颅骨

大部分为扁平骨，它分为脑颅骨 8 块、面颅骨 15 块、听骨 6 块，除下颌骨能活动外，其他诸骨皆由不动关节联接，构成密闭的颅腔，主要保护脑、眼和耳。

二、躯干骨

脊柱位于背部正中，是人体的主要支柱，它由颈椎 7 块、胸椎 12 块、腰椎 5 块、骶骨 1 块及尾骨 1 块组成。胸骨位于胸部前壁中央，下端向腹壁突出称剑突。胸椎与胸骨由 12 对肋骨共同成为一个类似笼子样的构形，叫胸廓，保护胸内心、肺、大血管和其他脏器，并对呼吸运动有重要作用。相邻的一肋骨间的窄缝，称为肋间隙。肋骨内面近下缘有肋沟，内有肋间血管、神经行于此。

三、上肢骨

每侧各 32 块，分为肩胛骨、锁骨、肱骨、桡骨、尺骨和手骨（图 1–3–2）。肩胛骨位于背部上外侧，呈三角形，当臂下垂时，内侧角对第二肋骨，下角对第七肋骨。锁骨位于胸前两侧上部，其内侧端粗大与胸骨相连，外侧端扁平与肩胛的肩峰相连。肱骨位于上臂，上端膨大称为肱骨头，头下稍细称肱骨颈，中间为肱骨干，下端前后较扁，末端有两个关节面。尺桡位于前臂，桡骨在外侧，上端小、下端大。尺骨在内侧，上端大，有一鹰嘴，下端小。手骨位于手部，包括腕骨 8 块，分为两列。掌骨 5 块，是小型长骨。指骨共 14 块，除拇指二节外，其余各指均为三节。

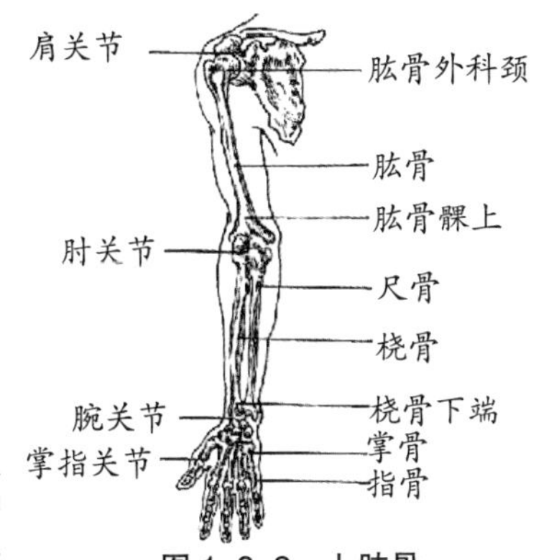

图 1–3–2　上肢骨

上肢的主要关节：

肩关节：由肩胛骨与肱骨上端构成，是整个上肢运动的轴心。

肘关节：由肱骨下端与尺桡上端构成。

腕关节：桡骨下端与近侧列腕骨构成。

掌指关节：各节指骨间构成。

四、下肢骨

每侧各有 31 块，分为髋骨、股骨、髌骨、胫骨、腓骨、足骨。股骨位于大腿部（图 1–3–3），上端为股骨头，头下稍细为颈，与肌骨干成角，较易骨折。髌骨位于膝关节前

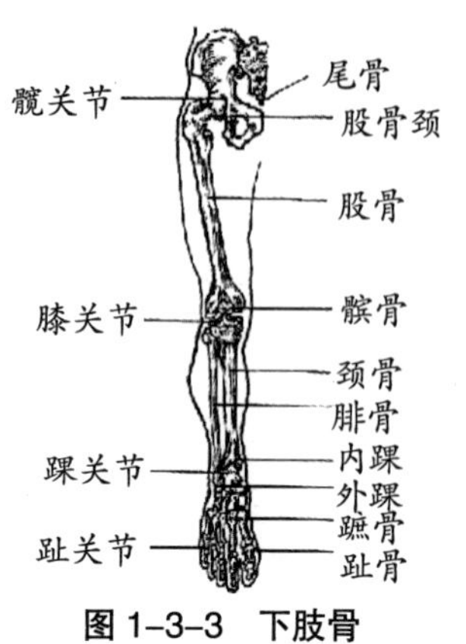

图 1-3-3　下肢骨

面，呈三角形，前面粗糙，后面光滑。胫、腓骨位于小腿部，胫骨在内侧、下端略膨大，内侧向下突起为内踝。上端平台构成膝关节面。腓骨在外侧，下端膨大称外踝。足骨位于足部，包括跗骨 7 块，跖骨 5 块，趾骨 14 块。

下肢的主要关节：

髋关节：由股骨头与髋臼构成。

膝关节：由股骨下端与胫骨和腓骨上端和髌骨相接而构成。

踝关节：由胫腓骨下端共同与跗骨构成。

第四章　武当道教医药经络学说

经络学说是武当道教医药中重要的理论基础之一，它和阴阳、五行、营卫、气血以及脏腑等等共同构成了一个完整的理论体系。凡是研究武当道教医药的人，对这一门学说都必须认真深入地学习，才能在临床上对生理、病理有一个正确的认识，诊断、治疗才能深中肯綮。在《灵枢经·脉篇》里说："经脉者，所以能决死生，处百病，调虚实，不可不知。"根据经脉，能够诊断疾病，预测疾病的好坏，处理许许多多疾病，调整疾病的偏虚和偏实，因此，对于这种学说，就必须要有深入的了解。武当道教医药历代医家在他们的著作中，都非常强调经络的重要性。因为它对于各种临床实践，有重大的指导作用。自从人们创造了"经络测定仪"，测知人体确有经络的存在以后，更有力地证明了经络本身的科学价值是非常巨大的。

一、经络的意义和内容

"经"有"径"的意思，如通达各处的路径；"络"有"网"的意思，如错综连缀的网丝。径是直行的干线，络是横出的旁枝，它们互相贯串在人体的上下、左右、前后、内外，从而或深或浅地把五脏、六腑、头面、躯干、四肢……都联系起来，成为了一个有机的整体，来进行一切正常的协调的活动，完成各种复杂的内在功能。

“经络”是包括十二经脉、奇经八脉、十二经别、十二经筋、十五络以及很多的络脉和孙络的总称。在它们中间，十二经脉是构成整体循环的主体，奇经八脉有调节十二经脉的作用，所以在经络学说中以这两种为最重要。现在先把前面所说的经别、经筋以及十五络等问题简单说明一下，然后再重点来讨论十二经脉和奇经八脉。

十二经别是由十二经脉分出后别行的一部分，它的循行路线和分布部位，比一般的经脉来得深长，所以和经脉不同。它的名称和十二正经相同（只在每一经名后，多一别字，如手太阳经别），所以称为“别行的正经”，而简称为“经别”。它的特点：①在相互表里而配偶的阴经和阳经之间，起一种往来联络作用，作为中途联系的通路。②循行部位多在肘膝以上、脏腑、躯干以及头项。经别循行到头项以后，三阴经别与三阳经别相合，都走入阳经的原路，上行头面。③经别发生的病候包括在十二经之中。

十二经筋是十二经脉与经别以外的又一部分，因为它的循行部位和病候等都偏重在筋肉方面，所以称“经筋”。它的特点：①循行部位都起于四肢，终于头身，但多在体表，而不连属内脏。有些部位并不是经脉，经别所能到达的部位。②经筋之中，足三阴经筋循行到少腹部相互结合；足三阳经筋循行到面部相互结合；手三阴经筋循行到胸部相互结合；手三阳经筋循行到头角部相互结合。

十五络是从十二经脉和奇经八脉中的任、督各有一道络脉外，又加上一道“脾之大络”，就共成为十五络。它的名称是根据本身起点的腧穴名称而定的。

肺—列缺(在大拇指侧,腕上1寸5分处);心—通里(在掌横纹后1寸5分,前臂内下侧处);心包—内关(在手腕内侧正中,直上2寸处);大肠—偏历(在手腕上3寸,前臂外上侧处);小肠—支正(在腕横纹后5寸,前臂外下侧处);三焦—外关(在手腕外侧正中,直上2寸外);脾—公孙(大足大指内侧,相当足尖和足跟二分之一处);肾—大钟(在足内踝后大筋之间);肝—蠡沟(在足内踝上5寸处);胃—丰隆(在足外踝上8寸处);膀胱—飞扬(在外踝上7寸处);胆—光明(在足外踝上5寸处);任脉—尾翳即鸠尾穴(在脐上7寸处);督脉—长强(在尾骨下5分,接近肛门处);脾之大络—大包(在腋窝下,胁中部处)。

注:以上十五络名称后面的括号里所注的部位,都是指络穴的部位。

十五络的特点:①除任脉的尾翳络,督脉的长强络,脾经的大络(大包),在躯干部分循行外,其他十二络,都在手腕部和足踝部顺着本经经脉的方向循行,把相互表里的阴经和阳经沟通起来,加强体外联系。十五络的病变症状,多表现在四肢体表。②由于十五络的络穴都联络在经脉的通路上,所以络的病变也可包括在经脉病变之内。

络脉和孙络:经络中有经脉、络脉、孙络(也称孙脉)的不同,经脉比较长大;从经脉分出来的叫络脉,它比经脉较细;从络脉再分出的叫孙络,它比络脉更细。络脉遍布全身,孙络浮行体表,共同联系于经脉之间。

二、经脉的命名和分布概况

（一）十二经脉

在经脉的范围之内，计分“十二经脉”和“奇经八脉”两类。十二经在肝、心、脾、肺、肾，加上心包络（六脏），和胆、胃、大肠、小肠、膀胱、三焦（六腑）的领导之下，各自建立了一经。由于这十二经脉与二十内脏有直接联属的关系，同时阴经与阳经之间又有一定的配偶，在整个经络的体系中占着绝对主要的位置，因此又称做“正经”。这十二条正经，六条是分布在上肢和躯干的，还有六条是分布在下肢和躯干的，阳经和一部分阴经都上达头部。分布在上肢的为手六经，分布在下肢的为足六经。又由于人们在上肢和下肢都有内侧和外侧二边，而分布在内侧的是属阴，分布在外侧的是属阳。于是把手六经中有三条分布在上肢内侧一边的叫手三阴经，另三条分布上肢外侧一边的叫手三阳经；同样在下肢内侧的三条叫足三阴经，外侧的三条叫足三阳经。所以针灸界流传着几句歌：

“手之三阴胸内手，手之三阳手外头；足之三阴足内腹，足之三阳头外足”。

这就是帮助我们记忆手足三阴三阳经大体分布情况的歌诀。同时，古人把“阴阳”这一机动代名词，运用于说明某种事物的复杂情况时，常常把它各分三个阶段，就是把阴分为少阴（阴气初生）、太阴（阴气大盛）、厥阴（太、少两阴交尽），把阳分为少阳（阳气初生）、太阳（阳气大盛）、阳明（阳气盛极）。手足各六经根据不同的情况把阴阳的三个阶段来适当分配，于是十二经就有了十二种不同的名称。另一方面，上面已提过，十二经与十二脏腑是有直接联属的，再在手足三阴三阳的十二经上把所联属的脏腑名称加上去，那就成为如下表所列的十二经脉名称：

- 十二经脉
  - 手三阴
    - 手太阴肺经
    - 手厥阴心包经
    - 手少阴心经
  - 手三阳
    - 手阳明大肠经
    - 手少阳三焦经
    - 手太阳小肠经
  - 足三阴
    - 足太阴脾经
    - 足厥阴肝经
    - 足少阴肾经
  - 足三阳
    - 足阳明胃经
    - 足少阳胆经
    - 足太阳膀胱经

十二经脉在分布及走向方面，都有它一定的部位。三阳经中的太阳多分布在人体背面，阳明多分布在人体腹面，少阳多分布在人体两侧，三阴经中的太阴在前、少阴在后、厥阴居中。它们的走向是：手三阴经从胸走向手部内侧，手三阳经从手指端经上肢外侧走向头部；足三阳经从头经过躯干，由下肢外侧走向足趾，足三阴经从足趾下肢内侧走向腹胸部。

十二经还有阴阳、表里配偶的关系，在生理和病理上，能相互关联，相互影响，临床实践上要特别重视。例如：肺与大肠表里，如肺有病可引起病人患大便秘结不通，用通便药无效，但用开提肺气的药，大便就通了，这就是从经络学说的表里关系上来着眼的。当然，不是说所有的便秘病，都适合用这一方法去治，这里不过举例说明表里之间的关系罢了。

表 1-4-1　十二经阴阳表里配合

阳经（表）	经名	手阳明	足太阳	足少阳	手太阳	足阳明	手少阳
	腑名	大肠	膀胱	胆	小肠	胃	三焦
阴经（里）	经名	手太阴	足少阴	足厥阴	手少阴	足太阴	手厥阴
	脏名	肺	肾	肝	心	脾	心包

（二）奇经八脉

奇经八脉的名称是：督脉、任脉、冲脉、带脉、阳跷、阴跷、阳维、阴维。这八条脉的特点是：①既不与脏腑直接联属，也没有阴阳的配偶，所以叫做奇经。②八脉当中，只有督、任两脉有它自己的腧穴，其余六脉就没有专穴，而它们的腧穴，都寄附在正经上。③八脉的命名，是根据它们的作用和分布的部位而定的。督脉的督字可作“中”字解释，因为它们的作用和分布于背部中央；也有作为部督（总管）的意思解释，因为它能领导全身所有阳经，所以叫做督脉。任脉的任字，有担任的意思，是说它能够担任一身的阴经，也有说任字含有“妊娠”的意思，因为这条经脉和女子妊娠有关，所以叫做任脉。冲脉的冲字，含有冲要的意思。这条经脉是二十经之海，它循行在体表部分，是靠近脐的两旁直冲向上，所以叫做冲脉，带脉的循行，在季胁下绕身一周，如同束腰带一样，所以叫带脉。跷脉的跷字，含有足跟轻健矫捷的意思。阴跷脉起于足跟内侧，阳跷脉起于足跟外侧，能使人行动矫捷，所以叫做跷脉。维脉的维字，含有维系的意思。阴维脉能维系人体所有阴经，阳维脉能维系人体所有阳经，所以叫做维脉。

奇经八脉虽和十二正经有些分别，但在很多方面，也可补充正经的不足。特别是冲、任、督、带四条脉，在八脉当中更是重要。督、任两脉，不但它具有专穴，并且有统辖阴阳十二经脉的作用，所谓“督脉督一身之阳”“任脉任一身之阴”，因而古人把这两条脉与十二经相提并论，发展成为十四经的体系。

八脉当中的冲脉，与足少阴经相并经过脐的两旁向上行，督脉循行在背部正中，任脉循行在胸腹部正中，它们行走的路线虽然不同，但都起于女子胞中（子宫）或男子的下焦，经过会阴（穴名，在前后阴之间）以后，分别循行。任、督两条脉分别从腹部和背部正中上行，任脉行走到承浆（穴名，下唇正中唇下沟正中央），督脉行走到龈交穴（穴名，在上唇内齿龈中间）以后，两脉成为阴阳相对的关系。带脉好像束腰带一样循行环绕腰部，有约束足三阴经、足三阳经、冲脉及任、督二脉的作用，所以这四条脉在八脉当中，很为重要。

三、经络的功能与作用

人体各部的器官和组织，都有许许多多的经络密布着，作为运行气血经过联络的通路，借以保卫和营养全身，维持生命，它们有一定的系统，前面已经谈过。现在把经络的功能和作用，扼要地分以下几个方面来说明：

（一）生理方面

气血是人体最重要的物质，但必须靠经络来运转，周流不息，才能达到抵御病邪，保卫健康的目的。十二经脉在以各个脏腑为首的系统下，把人体的脏腑和在外组织、四肢、百节……都联系起来，以进行整体的循环，发挥它固有的作用。一般说来，“营”“卫”的功能活动，是与经络分不开的。卫气散布在经脉之外，属阳；营气运行在经脉之内，属阴。而营气在经脉中的循行次序，是先从中焦开始—肺—手太阴经—手阳明经—足阳明经—足太阴经—手少阴经—手太阳经—足太阳经—足少阴经—手厥阴经—手少阳经—足少阳经—足厥阴经，最后仍循行到肺，由肺脉头部的一段循行到任脉—督脉—任脉，又再行到肺经，依次循行下去，时刻不停地流动着，形成了十四经的循环体系。

（二）病理方面

经络的功能在正常时，能够抵御外邪，保卫身体。假如这种功能失常时，外来的病邪，就能通过经络的传递，由表入里，由上传下。另一方面，脏腑有疾病，也能在它所属经络的通路，把各种病状，反映到体表来。这些情况，在《灵枢》“邪客篇”及“邪气藏府病形”篇里，也都有具体的记载。总的来说，无论致病的原因是属内或是属外，病情是属虚还是属实，经络都可以反映出各种不同的系统病候。我们只要能从多方面探索观察，对于临床实践，是有极大意义的。

（三）诊断方面

人生了病，身体上的某些部位必然要感到不舒服，这就是症状。根据症状发生部位，结合经络循行的路线来研究分析，就可以知道是某一条经或几条经的疾病。例如：头痛症，有前后或两侧的不同，痛在前，属于阳明经；痛在后，属于太阳经；痛在两侧，属于少阳经。在治疗上就必须根据部位，采用不同的治疗方法。又如妇女乳部疾患，乳头属于肝经，乳房属于胃经，因而临床上对这一疾病，常常是肝胃两经同治。总之，经络在诊断上，对于推求疾病的原因，明确疾病的性质，观察疾病的部位，是有着重要意义的。

（四）治疗方面

经络学说对于疾病的治疗，起着重要的指导作用。自古迄今，数千年来，无论是用药物内治，或是用针灸外治，在处方选穴上，没有不是把经络作为根据的。先就药物内治来说：药物的种类很多，治病时立方选药，必须在诊断时先要明确病属哪一经，然后依照古人所定药物归经的法则来选用药物才行。否则应该用麻黄治疗的太阳经表证，却错误地用了少阳经的柴胡去治疗，这样不但不能得到很好的效果，甚至还可以招致不良后果。再就针灸方面来说，针灸的治病，是通过人体各部的腧穴，来调整各种病理变化的。但腧穴本身，是一经或数经的经气输注聚会之处，假如不明经络循行的部位，就不能正确取穴施治，纵然繁针乱刺，也不能收效。古人为了强调经络指导临床，特别是指导针灸治疗的重要，曾提出针灸“宁失其穴，毋失其经”的说法，意思就是，宁可个别穴道取不准，不可弄错经脉路经。这是值得我们重视的。

四、十二经脉的循行与病候

十二经脉是经络学说的主要部分，在《灵枢·经脉篇》,对于它的循行路线以及所发生的种种病候,记载得非常完整,是后世研究经络学说的主要资料。但是辞义比较深奥,现在为了便于理解,特分别作如下的几点说明:

1.经脉篇在记述经脉循行的起、止、下、出、入时,用字都有一定。这在《十四经发挥》里曾有论及:凡经脉的开始叫“起”,和本脏腑相连的叫“属”,相表里关联的脏腑叫“络”,沿着走的叫“循”,从下向上行的叫“上”,从上向下行的叫“下”,去而复回的叫“还”,彼此交叉而过的叫“交”,和某组织并行的叫“挟”,由此而直达另一处的叫“抵”,通过某一组织的叫“贯”,走过它的经四周的叫“行”,经过某一组织旁边的叫“过”,环绕在某组织四周的叫“环”,由外到里的叫“入”,由深而浅的叫“出”,直走叫“直”,平行的叫“横”,半横的叫“斜”,两支相并的叫“合”,另出分支的叫“别”,进而又退的叫“却”。

2.经脉篇记述经脉病候时,分为“是动则病”和“是主……所生病”。古人对这方面的解释很多,意见有些分歧。有的认为从气血先后来分的,有的认为是从在气在经和外因内因来分的,有的认为“是动”是本经病变,“所生”是受他经影响而发生的病变,此外还有许多不同的说法。实际上就不免有些偏差。我们在学习时,应该把“是动,所生病”的病症综合起来分析。而是动和所生病之中,有些病候是相同的,连贯一致的,因而只能前后互相印证,互相补充,而不必受古人不同的说法所拘泥,反而弄得迷惑。

3.经脉篇原文对各经病候,记述很多,但在临床实践上,当某经有病时,它所出现的症状,或只有一二并不如经文所举的典型地全部反映出来。因此,在临症时,对于疾病的诊断，症状的综合分析，除以经络学说为基础外，还须结合其他方面来归纳（可参照五脏六腑的病候分类），才能得出正确的诊断和治疗。

下面对各经循行路线，与其他经的连接部位，主要病候作简要介绍。

（一）手太阴肺经

1.循行：从中焦（胃）起，下行与大肠相联络，再回绕胃的上口（贲门），向上贯穿膈膜，入属于肺，再从喉管向横行出至腋下，沿着上臂内侧，行走手少阴和手厥阴两经的前方，下入肘中，沿着前臂的内侧，经过掌后的高骨下缘，入寸口，上鱼际（手拇指本节后掌侧厚肉），沿着鱼际的边缘，出拇指尖端的内侧；它的支脉，从腕后直出食指拇侧尖端，交于手阳明经。（如图 1-4-1）

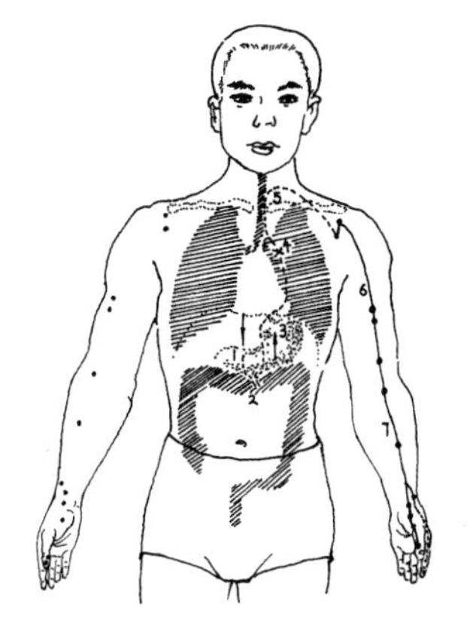

图 1-4-1 手太阴肺经

2.病候：肺部胀满、喘咳，缺盆中痛，臑臂部的内侧前缘痛厥，掌中发热，肩背痛，怕冷，少气。

（二）手阳明大肠经

1.循行：起自食指尖端，沿食指拇侧上缘，出第一、二掌骨之间的合谷空处，上入腕上拇指后两筋之间，沿前臂前上方，入肘关节外侧，再沿上臂外侧前缘，上肩，走肩峰前缘，与诸阳经相会于脊柱骨的大椎之上，再走至肩前下入缺盆，联络肺脏，下膈膜，入属大肠本腑，它的支脉，从缺盆上走颈部，通过颊部，入下齿龈，回出来绕至上唇，交于人中，左脉向右，右脉向左，向上行，夹于鼻孔两侧，交接于足阳明经。（如图 1-4-2）

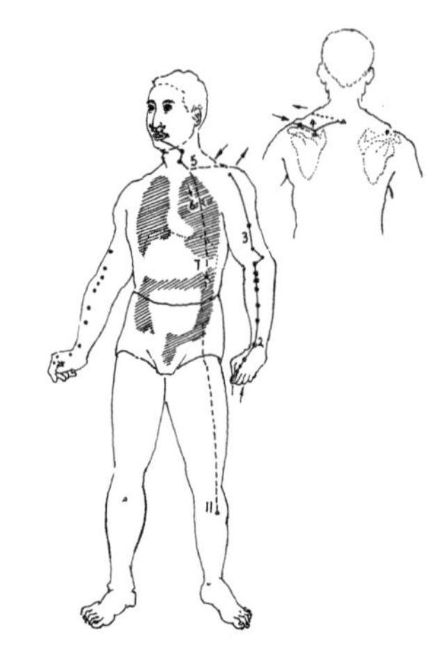

图 1-4-2　手阳明大肠经

2.病候：牙齿痛，颈肿，睛珠发黄，口干，鼻流清涕或出血，喉中肿痛，肩前或臑内作痛，次指痛不能动，本经经脉所过的部位发热而肿，或发寒抖颤。

（三）足阳明胃经

1.循行：起于鼻梁的凹部，旁纳足太阳经脉，下沿鼻外入上齿龈内，复出环绕口唇，下交于唇下沟的承浆穴处，再沿腮下后方出大迎穴，经过颊车穴，下行耳前，过客主人穴处，沿发际至额颅，它有一支支脉，又从大迎穴前下至人迎部，沿喉咙，入缺盆，下膈膜，入属胃本腑，联络脾脏，又直行的脉，从缺盆下行于乳的内部，再向下挟脐而行，直至少腹下两侧的气街穴处；又一支脉，从胃的下口，行腹里，下至气街穴处与前脉会合，再由此下行至髀关直抵伏兔部，下至膝盖，沿胫骨前外侧至足面，入足次趾外间，又一支脉，从膝

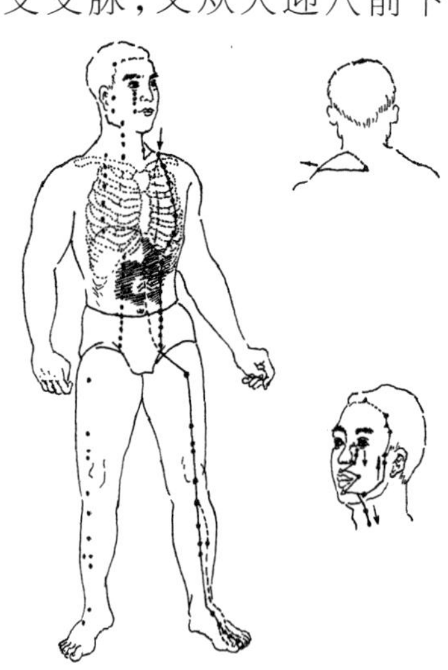

图 1-4-3　足阳明胃经

下三寸别走，入中趾外侧，又一支脉，从足面走入足大趾而出于尖端，交接于足太阴经。（如图 1-4-3）

2.病候：打寒惊，时时伸腰呵欠，听到木声就惊惕，心惊跳动，发狂，腹胀而鸣，病疟，病温，鼻流清涕或流血，口歪，唇生干疮，头肿喉痛，腹部肿大，膝膑部肿痛，本经经脉所过之处作痛，消谷善饥，或胃中寒，胀满。

（四）足太阴脾经

1.循行：起于足大趾尖端，沿大趾内侧赤白肉际，经过大趾本节后的核骨，上行足内踝前方，再上腿肚，沿胫骨内侧后方，穿过足厥阴经的前面，上行股内侧的前缘，直达腹内，入属脾脏，联络胃腑，上过膈膜，挟咽喉部，内连于舌根，散布于舌下，有一支脉，从胃腑别行，上过膈膜，注入心中，与手少阴经相接合。（如图 1-4-4）

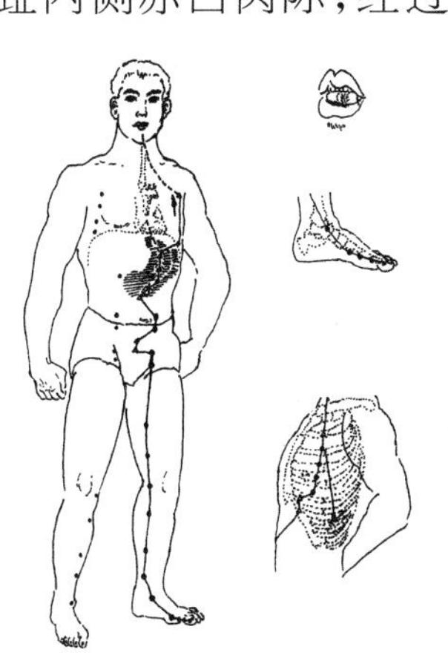

图 1-4-4　足太阴脾经

2.病候：舌根强硬，食后呕吐，胃痛，腹胀，嗳气，大便或放屁后则腹中宽舒，身体重，面目一身尽黄，强立则股膝内侧肿胀厥冷。

（五）手少阴心经

1.循行：起于心中，出属心所系附之脉（心系），下过膈膜，联络小肠，分出的支脉，从心系上挟咽喉，连系于眼珠后连于脑的脉络（目系）；直行的脉，从心系上行至肺，横出腋窝下，沿上臂内侧后缘，经手太阴或厥阴经的后方下

行,沿小指内侧出至尖端,交接于手太阳经。(如图1-4-5)

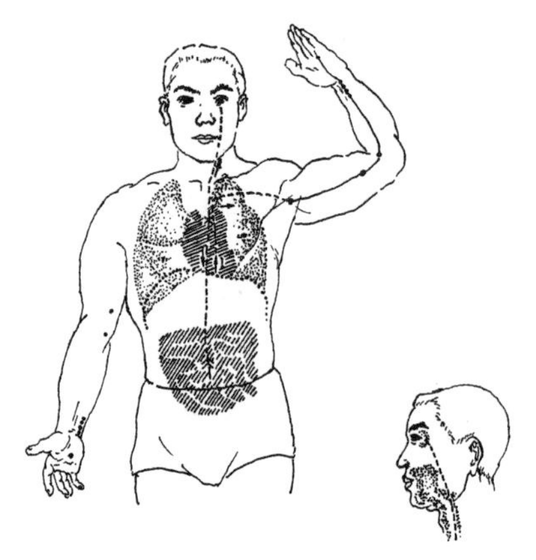

图 1-4-5　手少阴心经

2.病候:喉干,心痛,口渴,目黄,胁痛, 臂内侧后缘疼痛或厥冷,手心热痛。

(六)手太阳小肠经

1.循行:起于小指外侧尖端,沿手外侧至腕,过锐骨直上,沿前臂下缘,出肘后内侧两筋之间,再沿上臂外侧后缘,出肩后骨缝,绕行肩胛相交于肩上,入缺盆,联络心脏,沿食道上膈膜至胃,下行入属小肠本腑,有一支脉,从缺盆沿颈颊,至眼外角转入耳内,又一支脉, 从颊部别走眼眶下部,至鼻,行眼内角,斜行而络于颧,交接于足太阳经。(如图1-4-6)

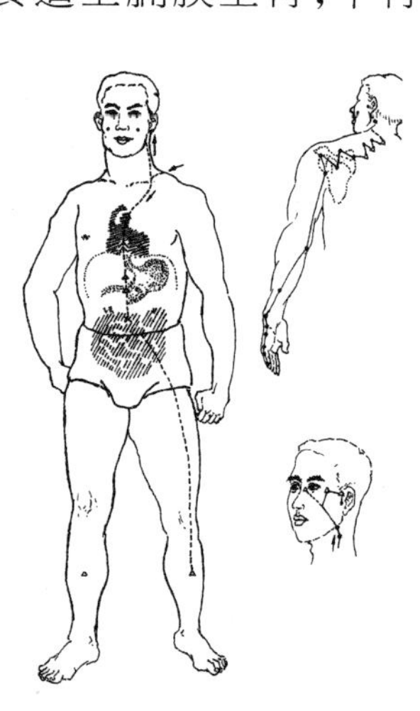

图 1-4-6　手太阳小肠经

2.病候:喉间痛,下颊肿,肩臑痛,耳聋,目黄,本经所过之处作痛。

(七)足太阳膀胱经

1.循行:起于眼内角,上过额部,交会于头顶,由此分出一支脉从头顶至耳上角,直行的脉,从头顶入于脑,回出下行项后,沿肩膊内侧,夹行于脊柱两旁,直达腰中,并沿脊旁入里联络肾脏,入属膀胱本腑,又从腰中分出一支脉,挟脊柱,穿过臀部,下入膝腘窝中；又一支脉，从左右肩膊骨，通过肩胛，夹脊柱，由内部下行至髀枢，沿股外侧后缘，向下汇合前一支脉于膝弯内，由此向下穿过腿肚，出外踝之后方，沿小趾本节后圆骨（京骨），至小趾外侧尖端，与足少阴经相结合。（如图 1-4-7）

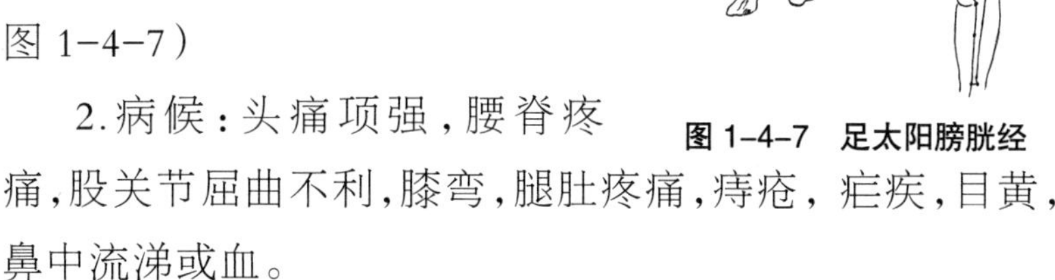

图 1-4-7　足太阳膀胱经

2. 病候：头痛项强，腰脊疼痛，股关节屈曲不利，膝弯，腿肚疼痛，痔疮，疟疾，目黄，鼻中流涕或血。

（八）足少阴肾经

1. 循行：起于足小指下，斜走足心，出入踝前大骨下陷中，沿内踝骨后，转走足跟，上腿肚内侧，出膝弯内缘，上行大腿内侧，上行大腿内侧后缘，通过脊柱，入属肾脏，联络膀胱；直行的脉，从肾上行至肝，通过膈膜入肺，沿喉咙，挟舌根；有一支脉，从肺出来联络心脏，再灌注于胸中，与手厥阴经衔接。（如图 1-4-8）

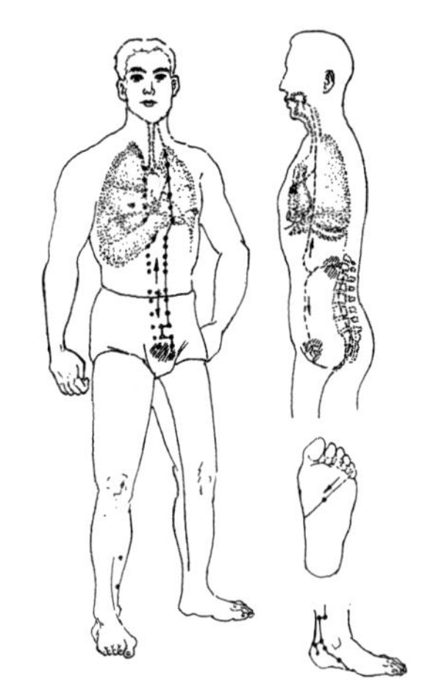

图 1-4-8　足少阴肾经

2. 病候：饥不欲食，面黑，咳唾有血，喘；目昏，心跳，口中热，舌干，咽肿，喉间干痛，心烦；黄疸，痢疾，脊股内侧后缘痛，萎废，厥冷，嗜睡，足心热痛。

(九)手厥阴心包经

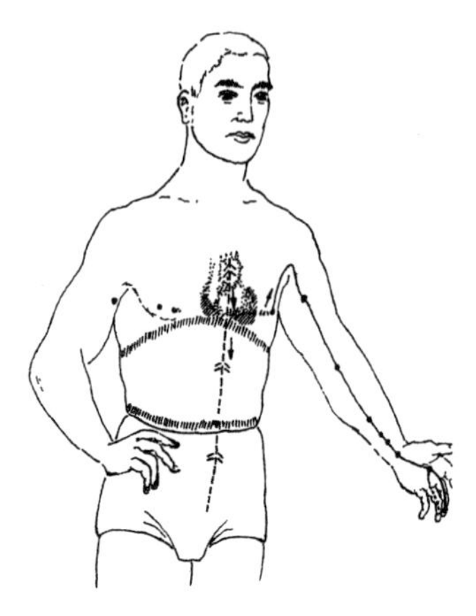
图 1-4-9 手厥阴心包经

1.循行:起于胸中,属于心包络,下过膈膜,从胸至腹,依次联络上、中、下三焦;有一支脉,从胸走胁,当腋缝下三寸处,上行抵腋窝,沿上臂内侧,行于手太阴、手少阴两经之间,入肘中,下行前臂掌侧两筋之间,入掌中,沿中指直达指尖;又一支脉从掌内沿无名指直达指尖;交接于手少阳经。(如图 1-4-9)

2.症候:手心发热,肘臂拘挛,腋下肿,胸胁部支撑胀满,心大动,面赤,目黄,喜笑不休,烦心。

(十)手少阳三焦经

1.循行:起于无名指尖端,上出两指中间,沿手背至腕部,出前臂外侧两骨的中间,上穿过肘,沿上臂外侧上肩,交出足少阳经之后,经过缺盆向下,分布于两乳之间的膻中部,与心包相联络,下过膈膜,从胸到腹属于上、中、下三焦;有一支脉,从膻中出缺盆,上走项连耳后,直上耳上角,由此屈而下行,绕颊至眼眶下;又一支脉,从耳后至耳中,

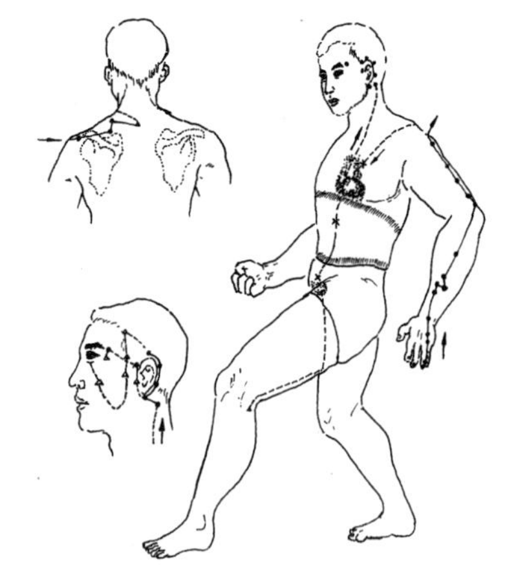
图 1-4-10 手少阳三焦经

出耳前过客主人前，至眼外角，与足少阳经相结合。（如图1-4-10）

2.病候：听觉减退，咽喉肿痛闭塞；自汗出，眼外角痛，颊痛，耳后、肩、臑、肘、臂的外缘皆痛，无名指不能运用。

（十一）足少阳胆经

1.循行：起于眼外角，上行头角，下至耳后，沿项走手少阳经之前至肩上，又交叉到手少阳经之后，入于缺盆。有一支脉，从耳后入耳内，出走耳前至眼外角后方、又一支脉，从眼外角下走大迎，与手少阳经会合，至眼眶下，经过颊车，再下颈与前一脉相合于缺盆，然后向下走胸中，通过膈膜，联络肝脏，入属胆腑，沿胁里出少腹两侧气街部，绕阴毛处，横入髀厌（股关节）中。直行的脉，从缺盆下腋，沿胸过季胁，与前一支脉相会于髀厌，再下沿髀关节的外侧，出膝外臁，下走外辅骨之前，直下至外踝上部的凹陷处，出外踝前，入足小趾侧第四趾内。又一支脉，由足背走大趾，沿大趾次趾侧的骨缝，至大趾尖端，并回转过来穿过爪甲，至爪甲后的丛毛处，与足厥阴经相接合。（如图1-4-11）

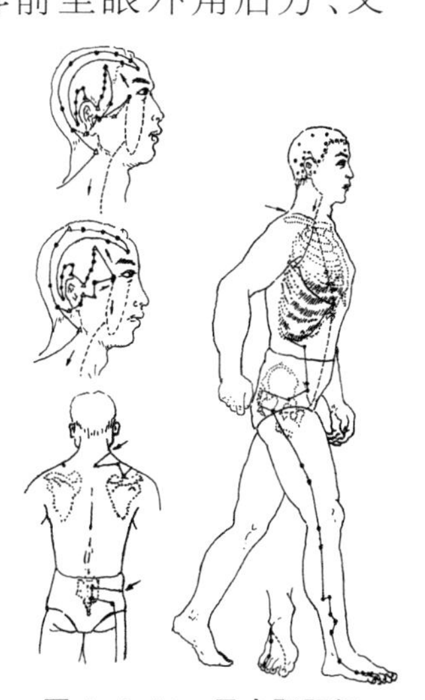

图1-4-11 足少阳胆经

2.病候：口苦，胁痛，偏头痛，本经经脉所过之处皆痛。

（十二）足厥阴肝经

1.循行：起于足大趾丛毛的边缘，沿足背上至内踝前一寸处，再由踝上八寸，交叉到足太阴之后，上膝弯内缘，沿股内侧，入阴毛中，过阴器，至少腹上与胃经并行，入属肝脏，联络胆腑，上贯膈膜，散布胁肋，沿喉咙后面，入腭骨二孔，连于目系，出额，与督脉会于头顶。有一支脉，从目系下颊车，环行唇内。又一支脉，经过肝脏过膈膜，注于肺中，而与手太阴经相接。（如图 1–4–12）

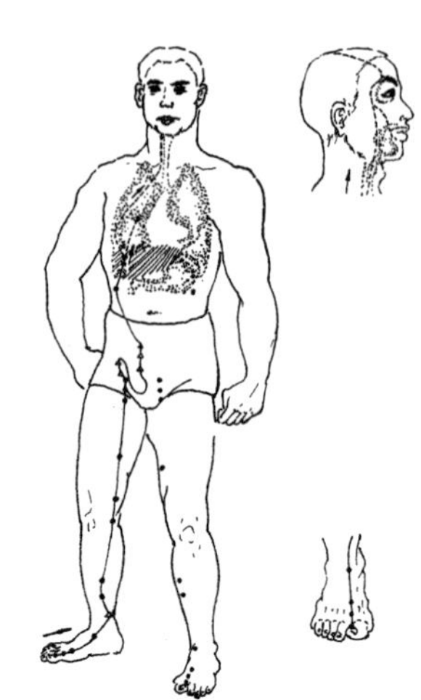

图 1–4–12　足厥阴肝经

2.病候：腰痛不俯仰，男子癞疝，女子少腹肿，病重的喉中作干，面尘脱色，胸中满闷，呕吐气逆，水泻完谷不化，狐疝，遗尿或小便不通。

五、奇经八脉循行与病候

（一）督脉

1.循行：起于尾闾骨端长强穴后的会阴部，上循脊柱至脑后凹陷中的风府穴，进入脑内，再上巅顶，沿额，下至鼻柱。（如图 1–4–13）

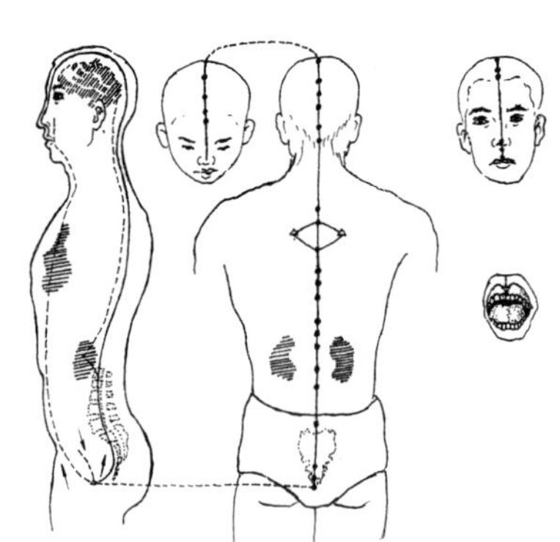

图 1–4–13　督脉

2.病候：脊柱强直，角弓反张。

（二）任脉

1.循行：起于中极之下的会阴部，上出毛际的深部，沿腹内，上过关元穴，直上

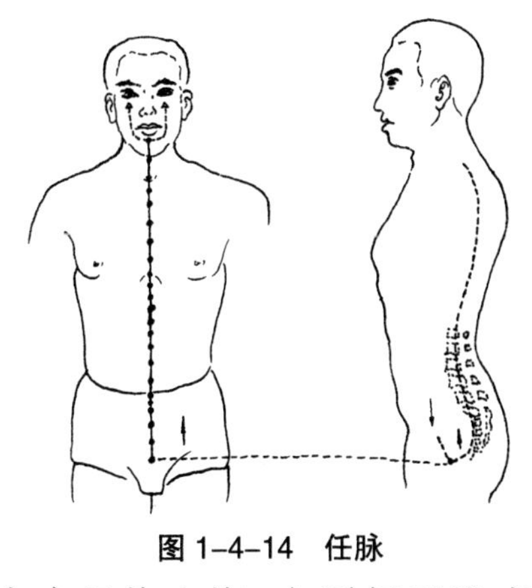
图 1-4-14　任脉

至咽喉，沿面部，入于目。（如图 1-4-14）

2.病候：男子易患各种疝疾，女子易患带下及少腹结块等症。

（三）冲脉

1.循行：起于少腹或女子胞中，上循脊里，为全身经络之海，它浮行于浅表部分的经脉，沿腹上行，会于咽喉，再别行绕络唇口。（如图 1-4-15）

2.病候：气从少腹上冲，腹中胀急疼痛。

（四）带脉

1. 循行：起于胁下，回绕身躯（腰腹部）一周。（如图 1-4-16）

2. 病候：腹部胀满，腰部有好像坐在水中的感觉。

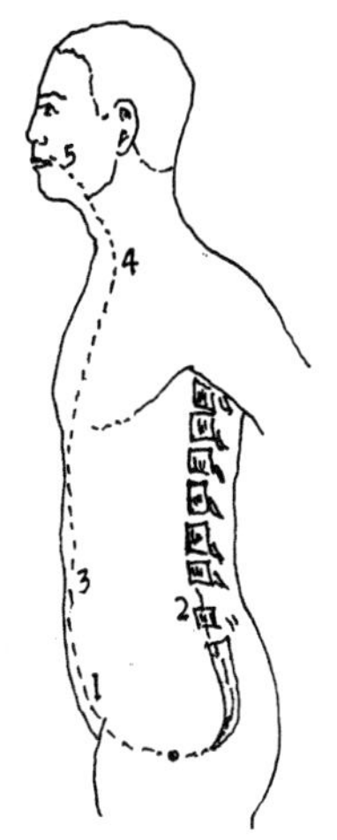

图 1-4-15　冲脉

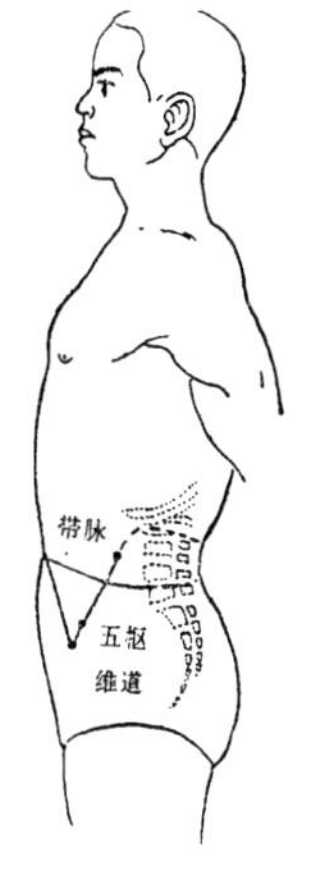

图 1-4-16　带脉

（五）阳跷脉

1. 循行：起于足跟，沿中外踝上行，至项后的风池穴处。（如图 1-4-17）

2.病候：阴气不足，阳气偏盛，常见不眠。

（六）阴跷脉

1.循行：起于足内踝前大骨下陷中，经内踝骨上部，直

上沿大腿内侧入前阴，上沿胸腹内部，入缺盆，再上出人迎动脉之前，入颃骨部，至眼内角与足太阳经相合。（如图1-4-18）

2.病候：阳气不足，阴气偏盛，常常多眠。

（七）阳维脉

1.循行：起于诸阳经的交会部，上行至头额。（如图1-4-19）

2.病候：多见寒热。

（八）阴维脉

1.循行：起于诸阴经的交会部（三阴交穴），上行至项。（如图1-4-20）

2.病候：多见心痛。

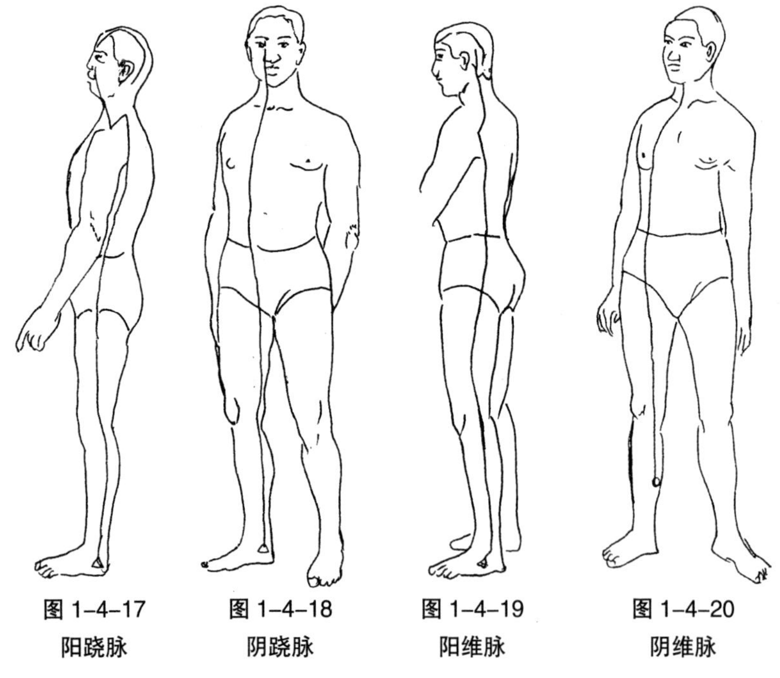

图1-4-17 阳跷脉　图1-4-18 阴跷脉　图1-4-19 阳维脉　图1-4-20 阴维脉

第二篇

武当伤科常用方技

第一章　武当道教医药一根针疗法

所谓一根针,即是针灸疗法。武当道教医药一根针疗法起源很早,难以考证,据武当山现存重要医典《灵枢·九针十二原》中说:“今夫五脏之有疾也,譬犹刺也,犹污也,犹结也,犹闭也。刺虽久,犹可拔也,污虽久,犹可雪也,结虽久,犹可解也,闭虽久,犹可决也,或言久疾之不可取者,非其说也,夫善用针者,可取其疾也,犹拔刺也,犹雪污也,犹解结也,犹决闭也,疾虽久,犹可毕也,言不可治者,未得其术也。”武当山历代道医根据上述经文要求,不懈地努力,创建了武当山独有的“一根针”疗法,它的特点是:理论完整,观点独特,针具繁多,方法灵活。在理论上,它除了有完整经络学说、天人合一学说等,并特别讲究气血运行的关系。认为人体气血在十二经脉中日夜行走不停,如环无端,血行之头在循环时如期到达体内某一穴位,分秒不差,就像火车与火车站的关系一样,几点几分到站,多能如期到达。这个人体气血运行的时刻表是通用于全人类,并且终身不变。这就给武当的武术点穴与武当道医针刺奠定了“打人打血头,治病推血尾”的理论基础。因此也总结出了致人性命的三十六穴位,并对这些穴位受伤的症状,及这些穴位受伤后的治疗,都总结出了自己的独特经验。在针具上也讲究五行。有属金的针,如钢针、银针、黄金针，有属木的针，如用各种不同的树木制作的桃木针、枣木针、桐木针，样式各异的多种木制针具。有属土的针，如瓷针、砭石针。用火将针具烧刺入人体内，属火针，用木制针具浸泡在药水中或沾药水叩打穴位称为水针。在穴位使用上，多是时穴、对穴、经验穴相配合，可用时穴配皮、肉、筋、脉、骨、时穴配六淫等。八卦平衡针体现了道教的阴阳相济，内外相合，上下相应，升、降、出、入平衡有序的自然观念。针刺方法有深有浅，浅者只在皮肤上叩打，深者可刺穿肢体，直达肢体对侧。并且要求手法上，补、泻要分明，针感可由上到下，由下到上，要热如火烧，要凉如冰敷。这就要求医者双手内力深厚，手法熟练。

文中也将我自己40多年来，临床上常用的有效穴位介绍给读者。这些穴位有些是恩师亲授，有些是受高人指点，有些是自己摸索所得，若能遇有缘者，验证于临床，解人痛苦，是吾心愿也。

一、十二时辰气血走注脏腑歌

肺寅大卯胃辰宫，脾巳心午小未中，申膀酉肾心胞戌，亥焦子胆丑胆通。

二、十二时辰血头走注全身部位歌

周身之血有一头，日夜行走不停留，遇时遇穴若受伤，三五七天命悠悠。子时走往心窝穴，丑时上行到膻中，寅时廉泉印堂卯，辰到百会风府巳，午时走到背中穴，左右肾俞定在未，尾骶属申酉会阴，关元之处戌时位，肚脐专等亥时来，子午循环永无终。

三、武林致命三十六穴全身部位歌

致命穴位三十六，代代武英刻颅首，悉知穴位在何处，点中穴位性命休，得真技者尚武德，除暴安良留美名，秘旨点穴招法妙，三十六处鬼神愁，三十六穴医理玄，不可随意传人间。一曰头额前中线，二曰两眉正中间，三曰眉外两太阳，四曰枕骨脑后边，五曰脑后两边穴，六曰耳后厥阳穴，七曰黑虎偷心眼，九曰巨厥心口处，十曰水分脐上缘，十一脐下气海穴，十二关元下腹间，十三下腹四寸处，亦名中极断阴泉，十四左乳上寸六，亦名左鹰窗命关，十五右乳上寸六，右鹰窗穴位当然，十六左乳下寸六，左乳根穴连命关，十七右乳下寸六，右乳根穴牵命连，十八十九两期门，乳下寸六旁寸然，二十脐下左幽门，巨厥之旁五分边，二十一曰右幽门，若能点中断肺源，二十二曰左商曲，亦名血门主命关，二十三即右商曲，点中五月丧黄泉，二十四为血囊穴，二十五为气囊穴，二十六曰左胜利结，二十七右胜利结，二十八为命门穴，十四腰椎下中间，二十九即肾俞穴，命门两旁一寸半，三十志堂穴属肾，点中三日归西天，三十一日气海俞，三十二鹤口刻心间，三十三阴囊后海底，三十四足底是涌泉，三十五左右乳下处，又名一计害三贤。三十六穴切记牢，点穴不可半丝偏，此为武林真绝技，切莫轻易向外传。

四、武当医药一根针秘诀

武当针法最为奇，肥瘦长短均适宜，但将他手横纹处，分寸寻求审用之。身体心胸或是短，身体心胸或是长，求穴看纹还有理，医工此理要推详。

定穴行针须细认，瘦肥短长岂同例。肥人若针三分半，瘦人须当用两分。

不肥不瘦不相同，如此之人但着中，只在二三分内取，用之无失且收功。

大饥大饱宜避忌，大雨大风亦不容。饥伤荣气饱伤腑，更看人神不敢触。

妙针之法世间稀，多少医工不得知，人身寸寸皆是穴，但开筋骨莫狐疑。

有筋有骨傍针去，无骨无筋须透之。见病行针须仔细，必明升降开合宜。

邪入五脏须早遏，祟侵六脉浪翻飞。乌乌稷稷空中堕，静意冥冥起发机。

失补真阳元气足，次泻余邪九度嘘。同身逐穴歌中他，捷法昭然径不迷。

行针补泻分寒热，泻寒补热须分别。拈指向外泻之方，拈指向内补之诀。

泻左当须大指前，泻右大指当后拽。补左次指同前搓，补右大指往上拽。

如何补泻左右分，盖是经从两边穿，补泻又要识迎随，随则为补泻为迎。

古人补泻左右分，今人乃为男女别。男女经脉一般生，昼夜循环无暂歇。

两手阳经手上头，阴经胸中走在手。两足阳经头走足，阴经从足走向腹。

随则针尖随经去，迎则针尖迎经夺。更为补泻定呼吸，吸泻呼补真奇绝。

补则呼出却入针，要知针用三飞法。气至出针吸气入，疾而一退急扪穴。

泻则吸气方入针，要知邪气通达身。气至出外呼气出，徐而三退穴禁开。

此诀出自真武祖，我今授汝心已雪，正是补泻玄中玄，且莫轻说在人前。

五、张三丰用针秘诀

人人欲为地陆仙，苦难悟出颠倒颠，财色酒气难回避，名利荣华拼命钻。不觉耗得精神尽，病邪侵体命难痊，命苦难痊莫等闲，我授秘诀任君玩。玩此秘诀莫认真，头面疾病针至阴。脚跟有病风池寻，心胸有病少腑泻。脐腹有病曲泉引，肩背诸疾中渚下，腰膝强痛交信凭，胁肋腿又后肋妙。股膝肿起泻大冲，阴核发来如升大，百会妙穴效真灵。顶心头痛眼不开，涌泉下针定安泰。鹤膝肿痛移步难，尺泽舒筋骨痛痊，更有一穴曲池妙。根寻源流可调停，其患若要便安愈，加经风府可用针。更有手臂拘挛急，尺泽深刺去不仁。腰背若患挛急风，曲池一寸五分攻。五痔原因热血作，承山下针病即控。哮喘发来不得寝，印堂刺入三分深。中满如何去得根，阴包如针效如神。不论老幼依法用，须臾患者便抬身。打扑损伤破伤风，先于痛处下针攻，腰背承山立作效，甄权留下意无穷。腰腿疼痛十年春，应针不了便惺惺，大都引气探根本，服药寻方枉费金。脚膝经年痛不休，内外踝边用意求，穴号昆仑并吕细，应时消散即时瘳。风痹痿厥如何治？大杼曲泉效真灵。此诀用心牢牢记，行医四海能留名。

六、马丹阳天星十二穴治杂病歌

三里，内庭穴，曲池、合谷接。委中配承山、太冲、昆仑穴。环跳与阳陵，通里并列缺，合担用法担，合截用法截，三百六十穴，不出十二诀。治病如神灵，浑如汤泼雪，北斗降真机，金锁教开彻，至人可传授，匪人勿露诀。

其一：三里膝眼下，三寸两筋间。能通心腹胀，善治胃中寒，肠鸣并泄泻腿肿膝胻酸，伤寒羸瘦损，气蛊及诸般。年过三旬后，针灸眼便宽。取穴当审的，八分三壮安。

其二：内庭次指外，本属足阳阴。能治四肢厥，喜静恶闻声，隐疹咽喉痛，数欠及牙疼，疟疾不能食，针着便惺惺（针三分，灸三壮）。

其三：曲池拱手取，屈肘骨边求。善治肘中痛，偏风手不收，挽弓开不得，筋缓莫梳头，喉闭促欲死，发热更无休，遍身风癣癞，针着即时瘳（针五分，灸三壮）。

其四：合谷在虎口，两指歧骨间。头疼并面肿，疟病热还寒，齿龋鼻衄血，口噤不开言。针入五分深，令人即便安（灸三壮）。

其五：委中曲瞅里，横纹脉中央。腰痛不能举，沉沉引脊梁，疼痛筋莫展，风痹复无常，膝头难伸屈，针入即安康（针五分，禁灸）。

其六：承山名鱼腹，腓肠分肉间，善治腰疼痛，痔疼大便难，脚气并膝肿，辗转战疼酸 ，霍乱及转筋，穴中刺便安（针七分，灸五壮）。

其七：太冲足大趾，节后二寸中。动脉知生死，能医惊痫风，咽喉并心胀，两足不能行，七疝偏坠肿，眼目似云朦，亦能疗腰痛，针下有神功（针三分，灸三壮）。

其八：昆仑足外踝，跟骨上边寻。转筋腰尻痛，暴喘满冲心，举步行不得，一动即呻吟，若欲求安乐，须于此穴针（针五分，灸三壮）。

其九：环跳在髀枢，侧卧屈足取。折腰莫能顺，冷风并湿痹，腿胯连腨痛，转侧重欷歔。若人针灸后，顷刻病消除（针二寸，灸五壮）。

其十：阳陵居膝下，外臁一寸中。膝肿并麻木，冷痹及偏风，举足不能起，坐卧似衰翁，针入六分止，神功妙难容（灸三壮）。

其十一：通里腕侧后，去腕一寸中。欲言声不出，懊恼及怔忡，实则四肢重，头胀面颊红，虚则不能食，暴喑面无容，毫针微微刺，方信有神功（针三分，灸三壮）。

其十二：列缺腕侧上，次指手交叉。善疗偏头患，遍身风痹麻，痰涎频壅上，口噤不开牙，若能明补泻，应手即如擎（针三分，灸五壮）。

七、张三丰之《武当十二经穴谱》秘诀

“子时”是“窍阴穴”，该穴之部位是在两足的小趾外侧，诀云：

子时少阳胆之经，古从两目锐眦生，抵头循角下耳后，脑空风池次第行。手少阳前至肩上，交少阳左右缺盆，支

者耳后贯耳内，出走耳前锐眦循，直者缺盆下腋膺，通过季胁下髀厌，出膝外廉是阳陵，外辅绝骨踝前过，足跗小趾次趾分，一支别从大趾去，趾丛毛接肝经。

“丑时”是“章门穴”，该穴部位在曲肘尖头胁间处，诀云：

厥阴足脉肝经终，大趾之端毛际丛，足跗上廉太冲分，踝前一寸入中封，上踝交出太阴后，循腘内廉阴股冲，环绕阴器抵小腹，挟胃属肝与胆逢，上行膈里行胁肋，挟喉灌顶目系同。

“寅时”是“列缺穴”，部位在腕骨上，诀云：

手太阴肺中焦生，下络大肠出贲门，上膈属肺从肺系，横出腋下臑中行，肘臂寸口上鱼际，大指内侧爪甲根。

“卯时”是“曲池穴”，部位在肘上横纹尽处，诀云：

阳明之脉手大肠，次指内侧起商阳，循指上行出合谷，两筋岐骨循臂旁，入肘外廉循臑外，肩端上面注迎香。

“辰时”是“天枢穴”，部位在脐旁横开 2 寸处，诀云：

胃足阳明交鼻起，下循鼻外入下齿，还出挟口绕承浆，颐后大迎颊车里，耳前发际王额颅，支下人迎缺盆底，下膈入胃终脾宫，直者缺盆下乳内，一支幽门循腹中，下行直合气冲迎。

“巳时”是“三阴交穴”，部位是在内踝上 3 寸，诀云：

太阴脾起足大趾，上循内侧白肉际，核骨之后内踝前，上内循脾经膝里，股前内廉入腹中，属脾络胃与膈通，挟咽连舌散舌下，支终从胃注心宫。

“午时”是“通里穴”，部位在手小指腕部神门上 1.5

寸，诀云：

手少阴脉起心中，下膈直与小肠通，支者还从肺系走，直上喉咙系目瞳，直者上肺出腋下，得行肘内少海从，臂内后廉抵掌中。

“未时”是“少海穴”，部位在上肢肘尖内侧，诀云：

手太阳经小肠脉，小指之端起少泽，循手外廉出腕中，循臂骨出肘内侧，上循内外出后廉，直过肩解绕肩胛，交肩下入缺盆内，络心下膈属小肠。

“申时”是“膏肓穴”，部位在第 4 胸椎下 3.5 寸，诀云：

足太阳经膀胱脉，目内眦上起额尖，支者巅上至耳角，直者从巅脑后悬，终脑还出别下项，仍循肩膊挟脊边，抵腰膂肾膀胱内，一支下与后阴连，贯臀斜入委中穴，一支膊内左右别，臀内后廉腘中合，下贯外踝小趾端。

“酉时”是“横骨穴”，部位在阴部上侧，诀云：

足经肾脉属少阴，小趾斜趋涌泉心，再循足下内踝后，别入跟中踝内行。出腘内廉上股内，贯背属肾膀胱临。

“戌时” 是 “大陵穴”， 部位在掌上横纹中央部位，诀云：

手厥阴心包胸中，下膈络属三焦宫，支者循胸出胁下，胁下连腋三寸同，仍上抵腋循臑内，太阴少阴两经中。指透中冲支者别，小指次指终相通。

“亥时”是“翳风穴”，部位在耳珠后，诀云：

手经少阳三焦脉，起自小指次指侧，两指岐骨手腕表，上出臂外两骨间，肘后臑外循肩上，少阳之后交别传，下入缺盆膻中分，散终心包膈里穿，膻中支者缺盆上，上项耳后耳角旋，屈下至颐仍注颊，一以出耳入耳前，却从上关交曲颊，至目内眦乃尺焉。

八、时穴配五部

（一）五部（指皮、肉、筋、脉、骨）

五部主病：皮麻，肌木，脉色变，筋挛，骨痛要记全。

皮：尺泽、孔最、列缺行气舒络（在肺）。

肉：公孙、三阴交、足三里、中脘健脾通络（在脾）。

脉：大陵、内关、神门、太渊行气活血通络（在心）。

筋：太冲、阳陵泉、筋缩（此穴在背部第九椎）、昆仑养血荣筋解惊（在肝）。

骨：肾俞、太溪、命门、大杼散寒止痛补肾（在肾）。

（二）时穴配四素（气、血、痰、火）

气滞：麻、胀、痛选大椎、太渊、足三里、公孙、太冲。

血瘀：刺痛、皮色时红时紫、神志不清，选用：心俞、肝俞、膈俞、血海、间使、委中。

痰阻：胀痛、胸闷、吐痰、肠鸣、神志病，选用中脘、内关、间使、风隆、公孙、阴陵泉、三阴交。

火盛：十宣放血，内关，足三里泻肠胃热。

（三）时穴配六淫

风：风市、风池、阴市。

寒：大椎、后溪、昆仑。

暑：曲泽、内关、足三里。

燥：曲尺、足三里、内关、阴陵泉。

湿：中腕、足三里、内关、三阴交。

火：支沟、阳陵泉、十宣泻。

(四)时穴配七情

喜:间使,清心安神。

怒:太渊,清泻肝火。

思:三阴交、气海,行气健脾。

悲:太洲,行气。

惊:肾俞、京门、气海、百合、神门、间使补气升气、养心安神。

(五)时穴配伤寒论六经病

太阳:表寒,大椎、足三里、风池。表实:后溪,合谷。

阳明:天枍、合谷、上巨虚、丰隆、泻热。

少阳:支沟、阳陵泉、丘虚、中脘、足三里、内关、太渊。

太阴:足三里、公孙、阴陵泉、三阴交、气海、内关。

少阴:心俞、肾俞、太溪、神门、太渊、中脘、气海。

厥阴:大椎、内关、足三里、中腕。

(六)时穴配三焦

焦:大陵、太渊,包括上肢病。中焦:公孙、足三里。下焦:太冲、太溪,包括下肢病。

(七)经验穴配时穴

牙痛:时穴配承浆、风府。

目赤:耳后静脉放血。

腹痛:时穴配攒竹,针时流泪佳。

咽喉痛:太陵。

乳痈:合谷、太溪、列缺。

九、八卦平衡针疗法

“易有太极,太极生两仪,两仪生八卦”。八卦在无穷反复变化中保持着和谐与统一的理论，武当道医们在临床实践中创立了阴阳相济、内外相合、上下相应、升降出入平衡的“八卦平衡针疗法，”与很多古老针法有相似之处，但道医们认为此疗法应该是起源道教医药。它的具体特点是用常用穴位配成十二对，先背会秘诀，临床使用得心应手。

八卦平衡秘诀：

1.内关配公孙，能解心悸惊，胃腹胀痛满，两穴能调平。

2.后溪配申脉，专治头项痛，窍闭神不清，补泻要分明。

3.临泣配外关，耳病与眼患，偏正头疼痛，针之自然安。

4.列缺配照海，咽疾与咳喘，妇人七七后，常灸此穴安。

5.人中配风府，能治神模糊，卒中与昏厥，腰痛亦能舒。

6.膻中配内关，调气最为先，心悸神不安，此针病能痊。

7.合谷配太冲，头面与中风，癫狂与癫痫，小儿惊风中。

8.合谷配光明，各种眼病行，口眼歪斜病，两穴能调平。

9.太溪配太冲，头痛眩耳聋，失眠夜难寐，腰酸膝软痛。

10.人中配委中，昏厥与卒中，急性腰扭伤，委中要见红。

11.列缺配风池，头项病患痛，落枕项背强，此针有奇功。

12.中极配地机，妇人用之宜，调经善止痛，用后方知秘。

(1)内关、公孙：属八脉交会穴，内关通阴维脉。公孙通冲脉，两者合于心、胸、胃。临床上常用于心脏病、胃脘痛以及各种消化系统疾病。

(2)后溪、申脉：属八脉交会穴，后溪通督脉，申脉通阳跷脉，两者合于目内眦、颈项、耳肩。临床上常用于后头痛、颈椎病、落枕、神志病。

(3)临泣、外关:属八脉交会穴,临泣通带脉,外关通阳维脉,两者合于目锐眦、耳后、颊、颈、肩。临床上常用于眼病、耳鸣、耳聋、偏头痛、高血压等病。

(4)列缺、照海:属八脉交会穴,列缺通任脉,照海通阴跷脉,两者合于肺系、咽喉、胸膈。临床上常用于肺病、气管病、咽喉病以及更年期综合征。

(5)人中、风府:均为督脉要穴,督脉总管一身之阳经,行于脊里,入脑属肾,与大脑、脊髓关系十分密切,经常治疗神经系统疾病。对休克、卒中、腰痛等症也具有极好疗效。

(6)膻中、内关:膻中为任脉俞穴,气之会穴,心包经之募穴,内关为手厥阴心包经俞穴,为八脉交会穴之一,又是络穴,两者相配能疏通上焦气机,治疗心脏病、郁证等。

(7)合谷、太冲:合谷为手阳明大肠经的原穴,太冲为足厥阴肝经的原穴。原穴与三焦有密切关系,而三焦为原气之别使,它导源于肾间动气,输布于全身,调和内外,宣通上下,维系着人体的气化功能,而“六脏有十二原,出于四关”(《针灸大成》),四关即指合谷、太冲,故此两穴十分重要。临床上运用十分广泛,多用于头痛、头晕、面神经麻痹、中风偏瘫、痹证、癫痫、小儿惊风等。

(8)合谷、光明:光明为足少阳胆经的络穴,两者相配可治疗各种眼病,如目赤肿痛、青光眼、假性近视、视神经萎缩以及由面神经麻痹引起的眼睑不能闭合等。

(9)太溪、太冲:太溪为足少阴肾经原穴,太冲为足厥阴肝经原穴,太溪能补肾滋阴,太冲能平肝潜阳,两者相配具有滋阴潜阳的作用,临床上常用于头痛、眩晕、耳鸣、失眠、腰痛等属于阴虚阳亢证型者。

(10)人中、委中:人中为督脉经穴,委中为足太阳膀胱经穴,称为血郄,督脉与膀胱经脉气直接相通,两者相配能治疗各种急性病症,如急性腰扭伤、急性胃肠炎、中暑、休克等,委中常采用刺络放血法。

(11)列缺、风池:列缺为手太阴肺经穴,为络穴、八脉交会穴、四总穴之一,风池为足少阳胆经穴,与阳维脉交会,两者相配,具有较强的祛风定痛作用。风池位于头项部,而“头项寻列缺”,故两者相配治疗头项部疾患疗效颇佳,如落枕、颈椎病、后头痛等。

(12)中极、地机:中极是任脉穴,为膀胱经募穴,地机为足太阴脾经郄穴。任脉起于胞中,主月经、脾生血统血,中极位近胞宫,郄穴能理气定痛,故中极与地机相配,善治妇女病,尤其对痛经有效。

十、过梁针法

过梁针法,又称深刺奇穴法,是一种重刺奇穴以治疗精神疾患的方法。

(一)操作方法

令患者坐于靠椅上,用约束带将患者的腰部及上下肢固定。由助手固定头部或针刺之肢体。针刺奇穴要深,以不穿透对侧皮肤为度。用右手拇、食指持针柄,向右捻转为补,向左捻转为泻。捻转角度大,次数多为重泻。左右捻转或浅刺不捻转为平补平泻。无论哪种方法,都必须缓慢捻转,每捻 1 次则留针 30 秒至 1 分钟。重泻留针 2~3 分钟。出针时一定要缓慢。

(二)适应症及取穴

1.狂症:取穴:阴委一、阴委二、阴委三、四连、五灵、灵宝、天灵、胶灵、屈委阳。方法:可以用重泻手法。以后取穴逐渐减少,手法也转为轻泻。如脉象虚者,则用平补平泻法。

2.癫症:取穴:阴委一、阴委二、阴委三、天灵、中平、脑根、四连、五灵。方法:采用多补少泻手法。当病人能够合作后,则浅刺轻刺(不捻转)。

3.癫呆症:取穴:天灵、腋灵、尺快、中平、脑根等。方法:用补法或平补平泻法。

(三)取穴及手法注意

如果第 1 针给了一定刺激后, 病人在病状上毫无改变,则可再刺第 2 针、第 3 针,同时捻转加强刺激。当病人已出现休克前驱症状时,应即退针,让病人休息。在恢复期禁用深刺重泻手法,每次仅用 2~3 穴,浅刺不捻转,并施以一般针灸,如针百会、太阳、人中、承浆、合谷、内关、神门、鸠尾、巨阙、中脘、天枢、足三里、三阴交、行间、太敦等穴。若症状复发,仍可继续深刺奇穴。

附:过梁针法所用奇穴

阴委一:大腿外侧,窝横纹头上 1 寸。

阴委二:大腿外侧,窝横纹头上 2 寸。

阴委三:大腿外侧,窝横纹头上 3 寸。

四连:大腿外侧,窝横纹头上 4 寸。

五灵:大腿外侧,窝横纹头上 5 寸。

灵宝:大腿外侧,窝上约 6 寸处。

腋灵:胸大肌外上缘,前腋上肌缘处。

屈委阳:屈肘时,肘横纹头稍外方。

中平(手):手中指第一指骨近第 3 掌骨横纹上。

中平(足):膝下 5 寸,胫腓骨之间。

脑根:足外踝与跟腱之间。

尺快:上肢伸侧,经当腕横纹至肘横纹的中点。

十一、阻力针疗法

阻力针法,又名动刺法,是在相应的活动中进行的一种针刺法,用于治疗各种急慢性软组织闭合性损伤。

(一)操作方法

令患者做疼痛的动作,在维持最疼痛的姿势中,寻找其最痛点,然后在这个痛点下针,针达皮下后,用高频震颤手法,频率达每分钟 200 次以上,在行手法的同时,让患者重复做上述最疼痛的动作,直到疼痛消失或缓解为止。

(二)适应病症

各种软组织的急慢性闭合性损伤。

(三)注意事项

1.寻找最痛点要耐心细致。

2.严重的筋键断裂伤、骨折及有内出血者禁用本穴。

十二、巨刺法疗法

巨刺法是《内经》记载的左病取右,右病取左,左右交叉取穴施治的方法。《灵枢·官针》曰:“巨刺者,左取右,右取左。”由于经脉在人体大都有左右交会的腧穴,脉气能左右相贯,故左经有病,取右经的腧穴也能治疗,右经有病,常可取左经的腧穴而有效。

(一)针刺方法

巨刺时,一般应在与患侧疼痛与活动障碍相对应的健侧(部位相应、经络相应、经穴相应)取穴和针刺,如治疗右肩疼痛伴功能障碍可在左侧相应的疼痛部位取穴(阿是穴),治右侧牙痛,可取左侧合谷等。

(二)适应症

巨刺主治肢体疼痛及功能障碍,如中风半身不遂、口眼歪斜、肩周炎、偏头痛、坐骨神经痛、肋间神经痛等。

十三、金针疗法

由纯黄金制成的针具,根据不同病症在特定穴位进行针刺,并可留针 3~5 小时。

主治:淋巴结核、狂症等。

十四、木针疗法

用干透的枣木制成状如牛角的叫牛角针,状如鸭嘴叫鸭嘴针、木牛角针,它是由武当拳中手衬发展而来。鸭嘴针是道医们以后改进形成,主要用于运动系疾病和颈、肩、腰、腿痛和内科杂病。

具体操作:

1.拨法:用针头沿经络所循行的路线,左右拨动,用力由轻到重,以患者不感觉疼痛原则,而且不能损伤皮肤。

作用:分离粘连,解除疼痛,行气活血。

2.刮法:用木针的光滑背部,蘸些麻油或武当伤科的药酒,在病人身体一定的部位反复地刮。刮的顺序是由上而下,由中间刮向两侧,刮时的顺序一般应取单一方向,不宜来回刮,每次20次左右。

作用:清暑、止吐、止泻,治疗痧症、各种急慢性疼痛。

3.点法:用针头点压穴位,用力由轻到重,以患者自觉有酸胀感为度,每穴点压24次左右。

作用:平衡阴阳,调节五行,行气活血。

十五、水针疗法

用硬木制成状如牙刷的针体,在大头的一面,钻三个、7个、9个不等2毫米的大盲孔,装上用桐木制成的2毫米粗,20毫米长的平头圆木棒,叫三星针、7星针、9星针,最多可达24星针。根据病情浸泡不同的药水或药酒备用。

具体操作:先用武当伤筋药酒将圆棒的一头浸泡,然后沿经络或特殊穴位作点打,这样既可使药物充分发挥效果,又可使经络受到刺激,得以调整。叩打的节奏要一致,用力要匀,穴位要准确,经络要规范。叩打后使患者感到舒适,局部发热,痛苦减轻等感觉。

作用:舒筋活血,祛风除湿,调和五行,平衡阴阳。

十六、火针疗法

古称"燔针",是用金属制成的粗针在火上烧红后刺入人体的一定部位,多用于治疗痹症,《灵枢·官针》篇中曰:"刺燔针取痹也"。武当医药用火针除治疗痹证外,还治疗外科和伤科疾病。它有长火针用于深刺,有多头火针用于表刺。长火针与现在临床火针相同,在酒精灯上烧红快速刺入肉内。多头火针,是用钢丝制成三头至七头的火针,在针头上裹以棉花蘸桐油点燃, 表面用姜汁浸透草纸晒干铺在穴位上,快速点刺皮肤,而达到治疗的目的。

具体操作:

1.深刺法,取长火针在酒精灯上烧红,对准病变部位,迅速刺入,立即退出,随用棉球压迫针孔。

主治:寒痹、痈疽、瘰疬、象皮腿等症。

2.表刺法:又称毛刺,取多头火针,针头裹棉花浸桐油,将针头棉花点燃,在患处垫二至七层火纸,用针轻轻地隔纸叩刺患处,一般叩刺三五分钟,以患处皮肤潮红,有轻度充血即可。

主治:风湿痛及肌肤冷麻、慢性湿疹及顽癣。

十七、瓷针疗法

武当瓷针是由古代“砭石”发展而成,它是采用中国景德镇所产的上等陶器废片,打成一端有锋利针尖的小片,经煮沸消毒,浸入药酒中,用时取出。该针一般用来刺络放血。在《黄帝内经·素问针解》篇中说:“苑陈则除之者,出恶血也”。《灵枢·官针》篇也说:“络刺者,刺小络之血脉也”。这说明经络脉壅滞,血瘀不通的疾病,在人体的特定部位浅表血管,放出少量的血液,排除血脉中郁积的病邪,而达到治病的目的。

操作方法:

1.缓刺法：先用橡皮带在应刺穴上端束扎，术者用75%酒精严格消毒应刺部位的穴位或凸起的血管，用瓷针刺入2毫米左右，排出黑色血，待血变为红赤色时，将橡皮带解开，用消毒干棉球按压针孔。适用于肘部、头部、腘窝放血。主治：急性损伤、中暑、疔疮、脑出血。

2.速刺法：用左手拇指、食指和中指捏紧应刺部位，右手持瓷针，局部消毒后，即速刺入2毫米左右，立即取出，然后用手挤压局部，使之出血，适用于刺十二井穴、十宣穴。主治：高热惊厥、中风昏迷、中暑、喉蛾等。

3.围刺法：在应刺部位消毒后，用瓷针由外向内点刺数针，然后用火罐吸拔，使恶血出尽，以消肿痛。主治：丹毒、痈疮、外伤性瘀血性疼痛。

使用瓷针注意事项：

（1）针具要求上等瓷器废片制成，针尖要求锋利，用前要煮沸消毒。

（2）所针局部针前严格消毒，针后用消毒干棉球压迫针孔，以免感染。

（3）气血两亏的虚症，平时常有自发性出血不止患者，不宜使用本法治疗。

十八、蜞针疗法

是用活水蛭，即“蚂蝗”吮取血液的一种治疗方法。唐代名医陈藏器所撰《本草拾遗》云：“赤白丹肿……以水蛭十余枚，令咂病处，取皮皱肉白为效，冬令无蛭，地中掘取，暖水养之令动，先净人皮肤，以竹筒盛蛭，合之，须臾咬咂，血满自脱，更用饥者。”明代名医薛己，在其医案中载有：“蜞针法，治痈疽初作，先以笔管一个，入蚂蟥一条，以管口对疮头，使蜞吮脓血，其毒即散，如其疮大，须按三四条。”近些年来，国内医学界用此法者甚少，俄罗斯则广泛使用，治疗病种逐渐扩大，是一种很有开发价值的治疗方法。

具体操作方法：在患处涂少许香油，用刮痧板如刮痧样刮致患处显出红色，用瓷针点破，即以水蛭口吮去毒血，此亦是排毒汁一种良法。

主治：一切阳性疮疡、痈、疽、毒蛇咬伤等，亦可辨证用穴位对症治疗热痹及局部急性炎症。

十九、蜂针疗法

养蜜蜂数箱，医生通过训练，能捉蜂身体，将尾部对准病灶，蜜蜂会射出毒箭，代替针刺，亦有训练蜜蜂，由细竹管通过，将尾部对准患处，让蜜蜂射出毒箭，而达到治疗目的。

功用：蜂针现在研究单位较多，各自有自己的心得体会，武当道医用蜂针主要是祛风解毒、消肿消块，用于风湿、类风湿及顽恶疮疡。

二十、武当周天针

武当周天针是恩师朱诚德大师传授，它根据道教小周天丹功所循行督脉和任脉路线，摸索出 12 个有效穴位。在背部有 10 个穴位，在腹部有 2 个穴位，操作方便，不受时间和地点的限制，其方法安全，疗效可靠，应用范围广泛。

针具：道医多以黄金制成的针具，针粗 0.6 毫米，针长 8 厘米，针体长多 6 厘米。

穴位：背部共 10 穴，从胸椎 2～6 椎体棘突上共 5 穴，胸 12、腰 2、腰 4、大椎穴、骶椎 3 共 5 穴。

针法：严格消毒针具，针前严格消毒皮肤，针体与背部呈 30 度，进针于皮下，沿脊椎棘突上缘进针，下达到所需深度，不用手法留针 1～8 小时。

对症取穴：根据治疗的需要，所取穴位不同，以下根据所治病症，介绍自己取穴方法。

(一)脊椎穴位

1.皮肤与疮疡性疾病，如湿疹、牛皮癣、急性蜂窝组织炎、疔疮、痈疮、急性乳腺炎等症。

取穴：第 2 胸椎、第 6 胸椎。

2.扁桃腺炎、咽炎。

取穴：大椎、第 6 胸椎。

3.神经性头痛，失眠多梦。

取穴：第 5 胸椎、第 6 胸椎。

4.多种关节痛。

取穴：第 6 胸椎、第 2 腰椎。

5.偏瘫、小儿麻痹症。

取穴：第 5、6 胸椎、第 4 腰椎、骶椎 3。

6.咳嗽、哮喘、支气管炎。

取穴：第 3 胸椎、第 6 胸椎。

7.胃溃疡、消化道溃疡。

取穴:第 6 胸椎、第 12 胸椎。

8.糖尿病、阳痿、妇科病。

取穴:第 6 胸椎、第 2 腰椎、第 4 腰椎。

9.腰肌劳损、坐骨神经痛、急性筋膜炎、臀部肌膜炎。

取穴:第 6 胸椎、第 4 腰椎。

10.颈椎病,肩周炎。

取穴:大椎、胸 2、胸 6 椎。

(二)腹部穴位

腹部共 2 穴;膻中—下脘,脐下—中极。

针法:先将针刺入皮内,再沿皮内下透至下穴。

(三)对症取穴

1.上焦病,中焦病。

取穴:膻中透下脘。

2.下焦病、妇科病、生殖系统病。

取穴,脐下透中极。

二十一、常用特效穴位

1.印堂治哮喘。

2.中极治落枕。

3.申脉治肩周炎。

4.风池治踝关节扭伤。

5.孔最治腰痛。

6.止泻穴治肠炎。

7.然谷治慢性咽喉炎。

8.条口透永山穴治冻结肩。

二十二、子午流注针法

子午流注是按日时干支，配合井、荥、输、(原)、经、合穴取穴针刺的一种方法，按其配穴方法不同，又可分为纳甲法、纳子法和养子时刻注穴法。

为便于掌握子午流注针法，首先要了解古代时间表示法等基础知识。

(一)古代时间表示法

中国古代是以天干、地支及其组合来表示年、月、日、时的。天干是指甲、乙、丙、丁、戊、己、庚、辛、壬、癸，天干十个，又称十天干，我们将其排成十个序数；地支是指子、丑、寅、卯、辰、巳、午、未、申、酉、戌、亥，地支十二，又称十二地支，我们将其排成十二个序数。以天干的第 1 个数与地支的第 1 个数相配便是甲子，天干的第 2 个数与地支第 2 个数相配便是乙丑，依此排列下去便是丙寅、丁卯、戊辰、己巳……癸亥。由于天干为十数，地支为十二数，因此，天干六轮，地支五回，成六十周，方能再轮回至甲子，所以称六十环周为一花甲。凡纪年、纪月、纪日、纪时均如此干支相配(见表 2-1-1)。

表 2-1-1　干支相配六十环周表

甲子(1)	乙丑	丙寅	丁卯	戊辰	己巳	庚午	辛未	壬申	癸酉
甲戌(11)	乙亥	丙子	丁丑	戊寅	己卯	庚辰	辛巳	壬午	癸未
甲申(21)	乙酉	丙戌	丁亥	戊子	己丑	庚寅	辛卯	壬辰	癸巳
甲午(31)	乙未	丙申	丁酉	戊戌	己亥	庚子	辛丑	壬寅	癸卯
甲辰(41)	乙巳	丙午	丁未	戊申	己酉	庚戌	辛亥	壬子	癸丑
甲寅(51)	乙卯	丙辰	丁巳	戊午	己未	庚申	辛酉	壬戌	癸亥

(二)支干的阴阳代数

按天干与地支的顺序以数字代之，则以奇偶数分为阴阳。凡奇数 1、3、5、7、9、11 为阳，偶数 2、4、6、8、10、12 为阴(见表 2-1-2)

表 2-1-2 干支阴阳序数表

阴阳	阳	阴	阳	阴	阳	阴	阳	阴	阳	阴	阳	阴
代数	1	2	3	4	5	6	7	8	9	10	11	12
天干	甲	乙	丙	西	戊	己	庚	辛	壬	癸		
地支	子	丑	寅	卯	辰	巳	午	未	申	酉	戌	亥

(三)支干的五行属性

与四时方位有关。天干为：东方甲乙木，南方丙丁火，中央戊己土，西方庚辛金，北方壬癸水。地支为：东方春寅卯木，南方夏巳午火，中央长夏辰戌丑未土，西方秋申酉金，北方冬亥子水。

(四)时辰的时间分配

一日十二个时辰的现代时间分配为，子时为夜半 23～1 时，丑时为 1～3 时，寅时为 3～5 时，卯时为 5～7 时，辰时为 7～9 时，巳时为 9～11 时，午时为 11～13 时，未时为 13～15 时，申时为 15～17 时，酉时为 17～19 时，戌时为 19～21 时，亥时为 21～23 时。

(五)纳甲法

纳甲法也叫纳干(天干)法，是十二经脉纳入天干之法(见表 2-1-3)

表 2-1-3 十二经脉纳甲法

天干	甲	乙	丙	丁	戊	己	庚	辛	壬	癸
脏腑	胆	肝	小肠	心	胃	脾	大肠	肺	膀胱 三焦	肾 包络

(六)十二经纳甲歌

甲胆乙肝丙小肠，丁心戊胃己脾乡。

庚属大肠辛属肺，壬属膀胱癸肾脏。

三焦亦向壬中寄，包络同归入癸方。

（七）子午流注逐日按时定穴歌

明·徐风《针灸大全》中记有《子午流注逐日按时定穴歌》。录下：

甲日戌时胆窍阴，丙子时中前谷荥。戊寅陷谷阳明输，反本丘墟木在寅。庚辰经注阳溪穴，壬午膀胱委中寻。甲申时纳三焦水，荥合天干取液门。

乙日酉时肝大敦，丁亥时荥少府心。己丑太白太冲穴，辛卯经渠是肺经。癸巳肾宫阴谷合，乙未劳宫火穴荥。

丙日申时少泽当，戊戌内庭治胀康。庚子时在三间输，本原腕骨可祛黄。壬寅经火昆仑上，甲辰阳陵泉合长。丙午时受三焦火，中渚之中仔细详。

丁日未时心少冲，己酉大都脾土逢。辛亥太渊神门穴，癸丑复溜肾经通。乙卯肝经曲泉合，丁巳包络大陵中。

戊日午时厉兑先，庚申荥穴二间选。壬戌膀胱寻束骨，冲阳土穴必还原。甲子胆经阳辅是，丙寅小海穴安然。戊辰气纳三焦脉，经穴支沟刺必痊。

己日巳时隐白始，辛未时中鱼际取。癸酉太溪太白原，乙亥中封内踝比。丁丑时合少海心，己卯间使包络止。

庚日辰时合阳居，壬午膀胱通谷之。甲申临泣为输木，合谷金原返本归。丙戌小肠阳谷火，戊子时居三里宜。庚寅气纳三焦合，天井之中不用疑。

辛日卯时少商本，癸巳然谷何须忖。乙未太冲原太渊，丁酉心经灵道引。己亥脾合阴陵泉，辛丑曲泽包络准。

壬日寅时起至阴，甲辰脉胆侠溪荥。丙午小肠后溪腧，返求京骨本原寻。三焦寄有阳池穴，返本还原似的亲。戊申时注解溪胃，大肠庚戌曲池真。壬子气纳三焦寄，井穴关冲一片金。关冲属金壬属水，子母相生恩义深。

癸日亥时井涌泉，乙丑行间穴必然。丁卯腧穴神门是，本寻肾水太溪原。包络大陵原并过，己巳商丘内踝边。辛未肺经合尺泽，癸酉中冲包络连。子午截时安定穴，留传后学莫忘言。

（八）闭时开穴歌

按《子午流注逐日按时定穴歌》取穴，十日一周中有24个时辰无穴可开，称为闭时，又称闭穴。为弥补此缺陷，有人根据六甲周期、阳进阴退开井穴、阳日阳时开阳穴、阴日阴时开阴穴和地支顺时推时等开穴原则，进行推算，补齐了24个闭穴，补穴如下：

甲寅闭时开侠溪，甲午时上用临泣。己巳太冲穴正旺，己未商丘穴不虚。

丙辰时上后溪穴，庚午时开是阳溪。辛巳时至经渠盛，辛酉时到尺泽居。

壬辰闭时有昆仑，壬申时开委中齐。癸卯然谷穴已至，癸未时上是太溪。

（九）五输穴配合阴阳五行

纳甲法依各经所纳天干之阴阳五行确定日时，然后再依五输穴之阴阳五行属性推流注次序。五输穴的阴阳五行属性如《难经·六十四难》言："阴井木、阳井金、阴荥火、阳荥水、阴输土、阳输木、阴经金、阳经火、阴合水、阳合土”。十二经五输穴具体阴阳五行属性(见表 2-1-4)。

表 2-1-4　五输穴阴阳五行归属表

阳经六输						
穴名 经别	井 (金)	荥 (水)	输 (木)	原	经 (火)	合 (土)
胆(木)	窍阴	侠溪	临泣	丘墟	阳辅	阳陵泉
小肠(火)	少泽	前谷	后溪	腕骨	阳谷	小海
胃(土)	厉兑	内庭	陷谷	冲阳	解溪	足三里
大肠(金)	商阳	二间	三间	合谷	阳溪	曲池
膀胱(水)	至阴	通谷	束骨	京骨	昆仑	委中
三焦	关冲	液门	中渚	阳池	支沟	天井
阴经五输						
穴名 经别	井 (金)	荥 (水)	输 (木)	经 (火)	合 (土)	
胆(木)	大敦	行间	太冲	中封	曲泉	
心(火)	少冲	少府	神门	灵道	少海	
脾(土)	隐白	大都	太白	商丘	阴陵泉	
肺(金)	少商	鱼际	太渊	经渠	尺泽	
肾(水)	涌泉	然谷	太溪	复溜	阴谷	
心包	中冲	劳宫	大陵	间使	曲泽	

(十)纳甲常规开穴法

阳进阴退,井穴为始,这里的阳指天干,阴指地支,即是说天干按顺序推进,而地支则从戌时起,按酉申未午巳辰卯寅亥的倒退次序与天干配合开各经井穴(见表 2-1-5)

表 2-1-5　纳甲法按时开井穴表

日干	甲	乙	丙	丁	戊	己	庚	辛	壬	癸
时	甲	乙	丙	丁	戊	己	庚	辛	壬	癸
辰	→ 戌 →	→ 酉 →	→ 申 →	→ 未 →	→ 午 →	→ 巳 →	→ 辰 →	→ 卯 →	→ 寅 →	→ 亥 →
经脉	胆	肝	小肠	心	胃	脾	大肠	肺	膀胱	肾
井穴	窍阴	大敦	少泽	少冲	厉兑	隐白	商阳	少商	至阴	涌泉

注:→ 阳进　　→ 阴退

从表 5 可以看出天干为阳主顺序前进，而地支则阴主逐次后退，这是开井穴必须掌握的。

1.经生经，穴生穴：在开出井穴之后，则按十二经脉及五输穴的五行相生规律，以经生经，穴生穴依次开出。如甲日戌时开窍阴穴之后，甲为胆经为阳木，应生阳火为丙小肠。井窍阴穴属金，应生小肠荥水穴前谷。继而小肠火生阳土为戊胃，荥水穴后应生输木穴胃经陷谷。戊胃土应生阳金为庚大肠，输木穴后应生经火穴即大肠经阳溪穴。庚大肠金应生阳水为壬膀胱，经火穴应生阳土合穴为膀胱合穴委中。余穴皆仿此。

2.阳日阳时开阳穴，阴日阴时开阴穴：阳日指天干属阳干者，即甲、丙、戊、庚、壬日，阳时指地支属阳支者，即子、寅、辰、午、申、戌。如甲日甲戌时开胆经井穴足窍阴，足窍阴为阳经阳穴，下一时辰乙亥为阴时不开穴，再下一个时辰丙子为阳时开小肠经荥穴前谷，依此类推。阴日指天干属阴干者，即乙、丁、己、辛、癸日，阴时指地支属阴支者，即丑、卯、巳、未、酉、亥。如乙日乙酉时开肝经井穴大敦，大敦为阴经阴穴，下一时辰丙戌为阳时不开穴，再下一个时辰丁亥为阴时开心经荥少府，依此类推。

3.返本还原，阳经遇输过原，阴经以输代原：就是每逢开输穴的同时，就要开当日本经的原穴。阳经各有单独的原穴，阴经则以输代原。如甲日遇开输穴是胃经陷谷，同时过原开胆经原穴丘墟。乙日遇开输穴是脾经太白，同时过原开肝经原穴太冲、太冲即是肝经输穴。故言代原，余皆类推。

4.气纳三焦开生我穴,血归包络开我生穴:三焦主持诸气,气为阳,所以凡是阳经开到合穴,下一阳时随应气纳三焦,开生我穴。这里“我”指井穴所属的经。例如甲日戌时开胆井窍阴,转注乙日继续开阳时,到了壬午开合穴,下一阳时甲申,便要开三焦属水的荥穴液门,因为胆属木,水生木就是生我的关系。余可类推。血归包络,血为阴,所以凡是阴经开到合穴,下一阴时就要血归包络,开我生穴。例如乙日酉时开肝经井穴大敦,下一阴时丁亥开心经荥穴少府,转注丙日继续开阴穴时,到癸巳时开肾经合穴,阴谷后下一阴时己未,便要血归包络,开心包经我生穴。肝属木,木生火,所以开心包经荥穴劳宫,余可类推。

[使用方法]

(1)合日互用开穴法:根据甲与己合,乙与庚合,丙与辛合,丁与壬合,戊与癸合之规律,称甲己二日为合日,乙庚二日为合日,丙辛二日为合日,丁壬二日为合日,戊癸二日为合日。根据病情之需要,通过辨证,若本日所开五输穴不符病情之需要,又恰为合日经脉之病证,就可采取合日互用开穴法。如甲日本为胆经日,恰遇脾经病候或脾经五输穴主治病证,那么甲戌时所开井穴窍阴则可用己日最近以来开井穴隐白,丙子所开荥穴前谷,则可开脾经荥穴大都。经配经、输配输,合配合,宗旨类推,则为合日互用。

(2)刚柔相济开穴法:依照甲己化土,乙庚化金,丙辛化水,丁壬化木,戊癸化火之原则,选阴阳合化之经,取刚柔相济之穴同开之法,即是刚柔相济开穴法。如阴日阴时开阴经穴，但患者病症属于合化之阳经病证时则可采用此法。例如乙日酉时开肝经井穴大敦，但病属大肠经病候，大敦属阴经木穴，依照乙庚化金的原则，可同时开大肠经之阳经木穴为输穴三间。阳日阳时开阳经穴，若患者病症属合化之阴经病证时亦如此。如患病为肺经病候，遇丙日申时开小肠井金少泽穴，则依照丙辛化水，同时开肺经金穴经渠。刚柔相济，可收阴阳协调使气血归于权衡之效。

（3）表里相合开穴法：依照阴阳经脉有表里相合之关系，临床上遇到表里相合经脉之病候时则可同时相应之时穴。如丁日未时开心经井穴少冲，但病属小肠经病候，则同开小肠经井穴少泽，至己酉脾经开荥穴大都时，则同时开小肠经荥穴前谷，辛亥开太渊输穴时则同时开神门（过原）及小肠经输穴后溪。余皆类推。

（4）顺时相生开穴法：根据病情需要，可将值日所开五输穴顺序开一层两层，甚至全部开出。如患胃痛病患者于甲日来诊则可自甲日戌时开胆井窍阴，至丙子时开小肠荥穴前谷，到戊寅时开胃经输穴陷谷及胆原丘墟。此为顺时三层开穴法。

（十一）纳子法

纳子法也叫纳支（地支）法，是十二经脉纳于地支之法（见表 2-1-6）。其歌诀为：

肺寅大卯胃辰宫，脾巳心午小未中。

申膀酉肾心包戌，亥三子胆丑肝通。

表 2-1-6　十二经脉纳子表

地支	寅	卯	辰	巳	午	未	申	酉	戌	亥	子	丑
经脉	肺	大肠	胃	脾	心	小肠	膀胱	肾	心包	三焦	胆	肝

纳子开穴法有补母泻子法、主客开穴法等几种。

1.补母泻子法：是根据十二经脉所纳入的地支时辰顺序，依十二经及五输穴的五行属性，按生克制化关系，遵照“虚则补其母，实则泻其子”的原则来取穴治疗的。对手太阴肺经生病，肺属金，它的母穴是属土的太渊穴，子穴是属水的尺泽穴。如果肺经邪气实，就在肺气方盛的寅时，取尺泽穴行泻法：如果正气虚，又应当在肺气方衰的卯时取太渊穴行补法。若遇补泻时辰已过，或遇各经不虚不实之证，亦可选取与本经同一属性之经穴，又称本穴，或取本经原穴进行治疗。如肺经本穴为经渠，原穴为太渊。十二经脉补母泻子取穴(见表 2-1-7)。

2.主客开穴法：本法是将所病经脉原穴作为主穴，将与其相表里的经脉的络穴作为着客穴按时配穴的方法。如肺经，其日庚辛、肺经有病时，庚辛之日选定寅时取原穴太渊为主。配大肠经络穴偏历为客，或于卯时补太渊时配以偏历，余经类推。

3.一日六十六法：纳支法的灵活运用，古来就很重视。金·窦汉卿氏在《标幽赋》中说：“一日取六十六穴之法，方见幽微”，即是纳支法的扩展用法。就是说按十二经纳支之时辰，阳时取阳经五输穴原穴为六穴，阴时取阴经五输穴为五穴，十二时辰中则十二经六十六穴全取。此法亦要根据辨证之需要，按时辰之先后灵活选取各穴针治。

4.循经开穴法：根据十二经脉纳支之时辰，按照病情之需要，分经辨证后，定时选取值时之经脉中适当的输穴进行治疗的方法，则为循经开穴法。此法并不固定于五输穴及原穴，运用起来更加灵活。

表 2-1-7　十二经脉补母泻子取穴表

流注				补法		泻法		本穴	原穴
经别	五行	时间	病候举例	母穴	时间	子穴	时间		
肺	辛金	寅	咳嗽、心烦、胸满	太渊	卯	尺泽	寅	经渠	太渊
大肠	庚金	卯	齿痛、咽喉及面口鼻疾	曲池	辰	二间	卯	商阳	合谷
胃	戊土	辰	腹胀、烦满、脚气	解溪	巳	厉兑	辰	三里	冲阳
脾	己土	巳	舌本强、腹胀满、体重、黄疸	大都	午	商丘	巳	太白	太白
心	丁火	午	咽干、舌痛、掌热	少冲	未	神门	午	少府	神门
小肠	丙火	未	项强、颌肿、肩痛	后溪	申	小海	未	阳谷	腕骨
膀胱	壬水	申	头颈腰背臀部痛、癫疾	至阴	酉	束骨	申	通谷	京骨
肾	癸水	酉	心悸、腰痛、少气	复溜	戌	涌泉	酉	阴谷	太溪
心包	丁火	戌	痉挛、心烦、胁痛、妄笑	中冲	亥	大陵	戌	劳宫	大陵
三焦	丙火	亥	耳聋、目痛、喉痹、癃闭	中渚	子	天井	亥	支沟	阳池
胆	甲木	子	头痛、胁痛、疟疾	侠溪	丑	阳辅	子	临泣	丘墟
肝	乙木	丑	胁痛、疝气、呕逆	曲泉	寅	行间	丑	大敦	太冲

（十二）养子时刻注穴法

所谓“养子”，为五行母子相生；“时刻”，即十二时辰与百刻（古人用铜壶滴漏将一昼夜分为百刻）；“注穴”，指十二经气血各至本时注入所括之穴。这是一种逐日按时按刻开穴的取穴方法。

开穴方法：此法以时干为主，每一时辰相生养子五度，各注井荥输经合五穴，每穴约占 1.666666 刻，合 24 分钟开一穴，每日十二时辰开六十穴合为百刻（加逢输过原为六十六穴）。其五输穴的开穴原则与纳甲法相同，先开与本时辰之时干相应经脉的井穴，然后依照“阳进开阳经穴”“阴时开阴经穴”及“经生经”“穴生穴”的原则，开本时辰其他四穴。每时辰相生五经，流注五穴，凡遇次日阳干重见时纳三焦五输穴，阴干重见时纳包络五输穴。

例如：诸日甲时（包括甲子、甲寅、甲辰、甲午、甲申、甲戌），甲为阳木，先开胆经井穴窍阴，然后按上述原则，顺序开小肠经荥穴前谷、胃经输穴陷谷，返本还原，过胆原丘墟，大肠经经穴阳溪，膀胱经合穴委中（纳穴除外）。一时辰开五穴，每24分钟开一穴。

各日乙时（包括乙丑、乙卯、乙巳、乙未、乙酉、乙亥）乙为阴木，故肝始井穴大敦（木），木生心荥少府（火），火生脾俞太白（土），过肝原太冲，土生肺经经渠（金），金生肾合阴谷（水）（纳穴例外）。余皆类推。

纳穴方法为本日日干上一个天干为当天时干的时辰，即为纳穴（如果一日出现两个，则以前一个为准），时干属阳者纳三焦，时干属阴者纳包络。

如乙日上一个天干为甲，乙日里的甲申时即为纳穴，甲属阳，当纳三焦，开关冲，液门，中渚过阳池，支沟，天井。

壬日上一个天干为辛，壬日中以辛为时干的有辛丑和辛亥时，辛丑在前，为纳穴，辛属阴。纳包络，开中冲，劳宫，大陵，间使，曲泽，余皆仿此。

“养子时刻注穴”逐日按时开穴，见表2-1-8、表2-1-9。

表 2-1-8 “养子时刻注穴”逐日按时开穴(阳)表

日干	时干支	时间	分				
		时	1-24	24-28	48-72	72-90	90-120
甲、己	甲子	23-1	窍阴	前谷	陷谷过丘墟	阳谷	委中
戊、癸	甲寅	3-5					
丁、壬	甲辰	7-9					
丙、辛	甲午	11-13					
庚	甲申	15-17					
甲、己	甲戌	19-21					
乙	甲申	15-17	关冲	液门	中渚过阳池	支沟	天井
乙、庚	丙子	23-1	少泽	内庭	三间过腕骨	昆仑	阳陵泉
甲、己	丙寅	3-5					
戊、癸	丙辰	7-9					
壬	丙午	11-13					
丙、辛	丙申	15-17					
乙、庚	丙戌	19-21					
丁	丙午	11-13	关冲	液门	中渚过阳池	支沟	天井
丙、辛	戊子	23-1	厉兑	二间	束骨过冲阳	阳辅	小海
乙、庚	戊寅	3-5					
甲	戊辰	7-9					
戊、癸	戊午	11-13					
丁、壬	戊申	15-17					
丙、辛	戊戌	19-21					
已	戊辰	7-9	关冲	液门	中渚过阳池	支沟	天井
丁、壬	庚子	23-1	商阳	通谷	临泣过合谷	阳谷	足三里
丙	庚寅	3-5					
乙、庚	庚辰	7-9					
甲、己	庚午	11-13					
戊、癸	庚申	15-17					
丁、壬	庚戌	19-21					
辛	庚寅	3-5	关冲	液门	中渚过阳池	支沟	天井
戊	壬子	23-1	至阴	侠溪	后溪过京骨	解溪	曲池
丁、壬	壬寅	3-5					
丙、辛	壬辰	7-9					
乙、庚	壬午	11-13					
甲、己	壬申	15-17					
戊、癸	壬戌	19-21					
癸	壬子	23-1	关冲	液门	中渚过阳池	支沟	天井

表 2-1-9 "养子时刻注穴"逐日按时开穴(阴)表

日干	时干支	时间	分				
		时	1-24	24-28	48-72	72-90	90-120
甲、已	乙丑	1-3	大敦	少府	太白过太冲	经渠	阴谷
戊、癸	乙卯	5-7					
丁、壬	乙巳	9-11					
辛	乙未	13-15					
乙、庚	乙酉	17-19					
甲、己	乙亥	21-23					
丙	乙未	13-15	中冲	劳宫	大陵	间使	曲泽
乙、庚	丁丑	1-3	少冲	大都	太渊过神门	复溜	曲泉
甲、己	丁卯	5-7					
癸、丁	丁巳	9-11					
壬	丁未	13-15					
丙、辛	丁酉	17-19					
乙、庚	丁亥	21-23					
戊	丁巳	9-11	中冲	劳宫	大陵	间使	曲泽
日干	时干支	时间	分				
		时	1-24	24-48	48-72	72-90	90-120
丁	丙午	11-13	关冲	液门	中渚过阳池	支沟	天井
丙、辛	己丑	1-3	隐白	鱼际	太溪过太白	中封	少海
乙	己卯	5-7					
甲、己	己巳	9-11					
戊、癸	己未	13-15					
丁、壬	己酉	17-19					
丙、辛	己亥	21-23					
庚	己卯	5-7	中冲	劳宫	大陵	间使	曲泽
丁	辛丑	1-3	少商	然谷	太冲过太渊	灵道	阴陵泉
丙、辛	辛卯	5-7					
乙、庚	辛巳	9-11					
甲、己	辛未	13-15					
戊、癸	辛酉	17-19					
丁、壬	辛亥	21-23					
壬	辛丑	1-3	中冲	劳宫	太陵	间使	曲泽
戊、癸	癸丑	1-3	涌泉	行间	神门过太溪	商丘	尺泽
丁、壬	癸卯	5-7					
丙、辛	癸巳	9-11					
乙、庚	癸未	13-15					
己	癸酉	17-19					
戊、癸	癸亥	21-23					
甲	癸酉	17-19	中冲	劳宫	大陵	间使	曲泽

[使用方法]

(1)按时取穴:患者就诊时,按气血流注所开之穴,恰与病情相符,则及时取用借用有利时机调理气血。如与病情不符,可取用相合时辰的开穴,或按生克运化规律取穴治疗。

(2)定时取穴:对慢性病,可约定流注开穴与病情相适的时间来治疗。五脏病可定于每月阴时,六腑病可定于每月阳时。如脾经病可约各月的丑、卯、巳、未等时辰针刺治疗,这些时辰均有脾经的开穴。

(3)按相合规律开穴:按照甲与乙合,乙与庚合,丙与辛合,丁与壬会,戊与癸合的规律,可以互用相合时辰的开穴。如甲时顺序开窍阴、前谷、陷谷、阳谷、委中的同时可顺序取用己时的开穴隐白、鱼际、太溪、中封、少海(不能互用所过原穴)。即开窍阴时可取用太溪,以此类推。

(4)按生克运化配穴:凡值生我我生,乃气血生旺之时,故可辨虚实而刺之。方法是开本经井穴时则配生我我生经的井穴;开本荥穴时则配生我我生经的荥穴。如胆经病开荥穴侠溪时,虚则补其母,当补膀胱经荥穴通谷;实则泻其子,当泻小肠经荥穴前谷。开肝经合穴曲泉时,虚则补肾经合穴阴谷,实则泻心经合穴少海。

二十三、灵龟八法针法

据晋安帝在位时的《类书》记载:"有华阴县县令徐子平,弃官入道,隐居于武当砂朗涧钓鱼台之下,洞明针灸,演九宫八卦,以针疗疾随手而瘥。"根据此文所载和恩师朱诚德道医记忆，他说：灵龟八卦针法是晋代徐子平所创，据徐子平观察到“武当山灵龟”背部的花纹非常奇特，随精心细品，悟出龟背花纹与八卦相似，以此演示九宫八卦，并将其用于针灸术中，取名曰“灵龟八卦针法”。此法临床效果非常好，作为秘法在武当山道教弟子中世代相传，道规所定，此法不准传出教外，直到宋末有武当道教的道医云游至河南少室山，才将此术传给金代名医窦汉卿，窦氏在1295年所著《针经指南》中，此种针法才公布于世，名曰《灵龟八法》。

灵龟八法针法，是运用“九宫八卦”学说，结合与奇经八脉相交会的八个十二正经的腧穴，此曰时干支推算，按时取穴的一种针法，因其所取穴位是与奇经八脉的交会穴，主治的疾病又是与奇经八脉相通合的部位、脏器有关，故而又称此法为“奇经纳甲针法”。西方称灵龟八法为“最佳时间针刺法疗法”。

灵龟八法根据洛书戴九履一、左三右七、二四为肩，八六为足，五居中的九宫数字，每宫再配上一条奇经和与之相应的八脉交会穴，就成为：

1—申脉→2、5—照海；

3—外关→4—足临泣；

6—公孙→7—后溪；

8—内关→9—列缺。

灵龟八法所依据的另一基本理论是“八脉交会”。八脉，即是奇经八脉的督、任、冲、带、阴维、阳维、阴跷、阳跷。

交会：一是指奇经八脉与十二正经交会相通的八个腧穴。它们是：

小肠经后溪—督脉→肺经列缺—任脉；

脾经公孙—冲脉→胆经临泣—带脉；

肾经照海—阴跷→膀胱经申脉—阳跷；

心胞经内关—阴维→三焦经外关—阳维；

以上八穴，固定八脉与十二正经交会的穴位，故称“八脉交会穴”。

公孙→内关，合于心、胃、胸。

后溪→申脉，合于目内眦、颈项、耳、臑、小肠。

临泣→外关，合于目锐眦、耳后、颈项、肩。

列缺→照海，合于肺系、咽喉、胸膈。

以上相互沟通的两个八脉交会穴，古人比之为父母、夫妻、男女、主客。临床应用时，取其中一个为主穴，另一个为配穴，两穴相配，主治其相合脏腑及部位的病症。如：公孙与内关相配，主治心胃和胸部的病变等。

使用灵龟八法针法，就需要知道何时开何穴。要知道开穴的时间，必须会用干支推算法和以上所介绍的八穴与八脉，八脉交会部位及其主治范围。为方便记忆，我们将以上内容编成一个歌诀，这样对背诵和用之临床都极为方便。

内关相应是公孙，阴维冲脉胸胃心。

外关临泣阳维带，目锐耳后颈肩行。

列缺照海任阴跷，肺系胸膈及喉咙。

后溪申脉督阳跷，目眦颈项耳肩膀。

（一）奇经八脉穴纳卦

九宫八卦每卦各有其位，各有定数，八穴与之相配亦各有所属。

坎一连申脉，照海坤二五。
震三属外关，巽四临泣数。
乾六是公孙，兑七后溪府。
艮八系内关，离九列缺主。

（二）日干、时干的代数

日干、日支、时干、时支各有其不同的代表数。运用“灵龟八法”的第一步就是要熟记各个代数，这是关键。如下表：

表 2-1-10　八法逐日天干代数表

代数	10	9	7	8	7	10	9	7	8	7
日干	甲	乙	丙	丁	戊	己	庚	辛	壬	癸

从表中可以明显看出，十天干分为二部分，代表数是按“十、九、七、八、七”的规律排列，只要把十九七八七念上几遍是不难记住的。

表 2-1-11　八法逐日地支代表数

代数	7	10	8	8	10	7	7	10	9	9	10	7
地支	子	丑	寅	卯	辰	巳	午	未	申	酉	戌	亥

地支的代表数乍一看很难记住，但若将十二个地支按顺序每三个分为一段，上面代表数也如此分段就容易记了，上面数字断成了“七十八，八十七，七十九，九十七”，如果多念几遍很快就会记住。

表 2-1-12 八法临时干支代表数

代数	9	8	7	6	5	4	9	8	7	6	5	4
天干	甲	乙	丙	丁	戊		己	庚	辛	壬	癸	
地支	子	丑	寅	卯	辰	巳	午	未	申	酉	戌	亥

从表中可以看出，十天干、十二地支各断其半，顺序下排，其代表数字则是从“9”至“5”或“4”的倒数序数，只要记住了“九八七六五”或“九八七六五四”就解决问题了。

（三）纳卦纳穴的计算方法

首先将日干的代数、日支的代数、时干的代数、时支的代数这四个数字加在一起得出和。例如，甲子曰甲子时的和是：10+7+9+9=35。

按日干将日分为阳日和阴日，日干是甲丙戊庚壬者为阳日，日干是乙丁己辛癸者为阴日。将日、时干支的和按“阳除 9，阴除 6”的原则处理，得商数之余数，余数就是各卦的代表数。如甲子日甲子时的和是 35，那么 35 ÷ 9=3……8，“8”属“艮卦”，穴起内关穴。

再如乙酉日丙子时，算法是：（9+9+7+9）÷ 6=34 ÷ 6=5……4，“4”属“巽卦”，取足临泣穴。

二十四、飞腾八法针法

飞腾八法也是以八脉八穴为基础，按时开穴的一种取穴方法。它的运用和灵龟八法略不同。本法不论日干支和时干支，均以天干取穴，只要将每日时天干推出便可将纳入卦上之八穴找出（见下表）。

表 2-1-13 八穴八卦天干配合表

壬甲	丙	戊	庚	辛	乙癸	己	丁
公孙	内关	临泣	外关	后溪	申脉	列缺	照海
乾	艮	坎	震	巽	坤	离	兑

飞腾八法歌

壬甲公孙即是乾，丙居艮上内关然。
戊为临泣生坎水，庚属外关震相连。
辛上后溪装巽卦，乙癸申脉到坤传。
己土列缺南离上，丁居照海兑金全。

例如本日天干是甲或是己，那么按“五子建元歌”则“甲己起甲子”，即子时上起甲，丑时上起乙……若在上午9时半来诊者，则当巳时起己，那么“己土列缺南离上”则开列缺配照海即是。下一时辰为午时，则起庚，“庚属外关震相连”，即取外关与足临泣。

五子建元歌

甲己起甲子
乙庚起丙子
丙辛起戊子
丁壬起庚子
戊癸起壬子

此为时干支推算法，就是甲日己日的十二时辰，都是从甲子开始，以后顺序为乙丑丙寅……乙日庚日从丙子开始，以后为丁丑、戊寅……丁日壬日从庚子开始，以后为辛丑、壬寅……戊日癸日从壬子开始，以后为癸丑、甲寅……

第二章　一双手疗法

所谓一双手，即医生用一双手为患者作点穴、按摩等治疗病伤的手法。武当道教医药手法治疗特点是：轻灵柔和，力到病处即止，要求手法做到治皮不伤肉，治肉不伤皮，治骨不伤肉亦不伤皮的原则。

一双手疗法歌诀

推拿按摩理接抖，提托端点拍与揉。
武当医药手法多，莫离皮肤肉里走。
点拍推拿能镇痛，摇转抖拉经络舒。
骨折采用开提斗，软伤按摩捻搓揉。
内伤外感当辨证，补泻迎随不疏忽。
临床全凭一双手，起死回生不用愁。

一、按法

按法是用手掌或手指压在身体某部的一种推拿法。有单手按、双手按、肘部按等。做按法时的力量，必须由轻而重，逐渐增加，使患者有一定的压迫感，但以不痛为度。在按法结束时，不宜突然放松，应当慢慢地减轻按压的力量。按法可以持续较长时间挤压一个部位或者有间断地、有一定频率地按。在实行按法后，都须结合一些其他手法。按法的作用，可浅至皮肤，深达骨骼和内脏，可根据需要而改变按压的强度。按法分为掌按法、指按法和肘按法

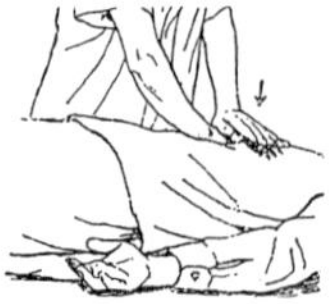

图 2-2-1
掌按法

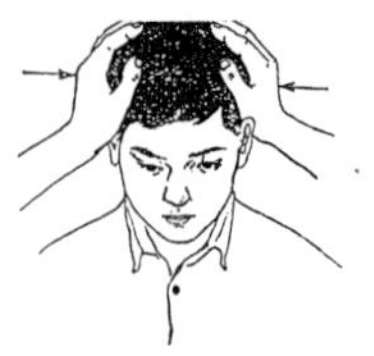

图 2-2-2
双掌对按法

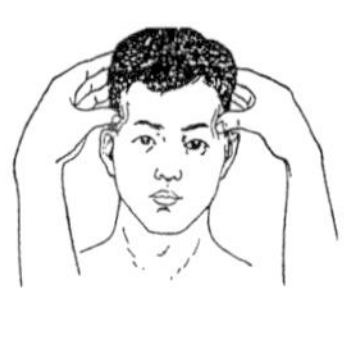

图 2-2-3
双指对按法

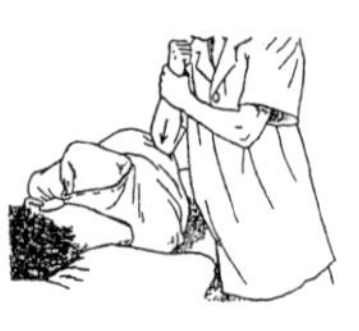

图 2-2-4
肘按法

三种。

(一)掌按法

是用掌心按压患处，有单掌按、双掌按、双掌相对按三种。掌按法一般用在病痛范围较广的部位，如腰痛或腹痛均可用掌按法(如图 2-2-1)；整个头部都痛可以用双掌对按法(如图 2-2-2)。在腹部掌按时，按压的手必须随着患者的呼吸而起伏，这样可以避免患者发生不舒服的感觉。有时术者先把掌心搓热，趁热而按，效果也很好。

(二)指按法

是用拇指指面按压在经穴处或者按压在痛点（所谓“以痛为腧”)。按压时用力必须适当，勿使疼痛。指按可用一手拇指按，也可用二手拇指相对按。如前额疼痛时，用二手拇指相对按太阳穴等(如图 2-2-3)。

(三)肘按法

用肘部按压穴位或痛处，适用于腰、臂部或某些穴位，如环跳穴等(如图 2-2-4)。

二、摩法

摩法是用手指或手掌在身体某部摩 动的一种推拿法。有单手摩和双手同时摩。摩时一般是回旋地在皮肤表面摩动，力量仅达到皮肤和皮下组织。摩动时的力量也是由轻而重，摩动的频率需看病情的需要，灵活应用：慢的1分钟摩动20~40次，快的1分钟摩动可达200次。摩法常在一次推拿的开始时应用或在按法以后进行。摩的手法一般有指摩、掌摩和掌根摩三种。

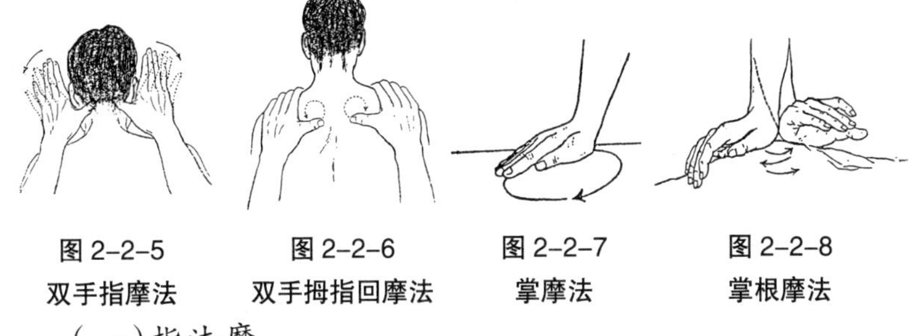

图2-2-5 双手指摩法　图2-2-6 双手拇指回摩法　图2-2-7 掌摩法　图2-2-8 掌根摩法

（一）指法摩

用拇指的指面平伏地在身体某部或穴位上做摩动，有用单手拇指摩，也有双手拇指同时摩。双手拇指摩时，必须注意动作的协调，着力要一致，除拇指平伏接触皮肤外，其他四指稍稍分指张开，微屈各指间关节，在摩动时不能接触皮肤。摩动时主要用腕力使回旋地摆动。一般在头痛或视力不良时，在头面部、颈后部、两侧风池穴等处摩动（如图2-2-5）。在背部、腹部亦可用双手拇指回摩法（如图2-2-6）。

（二）掌摩法

用掌心平伏地在身体上进行摩动。一般只用单掌进行操作。掌摩时着力要均匀，频率要慢，并沿顺时钟方向进行摩动（如图2-2-7）。掌摩一般适用于面积较大的部位，多用在胸腹部和背部。如小儿食积气滞、胸胁饱胀时，可摩二胁部；小儿伤食，可摩腹部；腰部扭伤，可摩腰背部。

（三）掌根摩法

用掌根部大、小鱼际着力在身体上进行摩动。摩动时,各指略微翘起,各指间和指掌关节稍稍屈曲,用腕力左右摆动(如图 2-2-8)。操作时可以用双手交替进行。如此,一边摆动,一边前进,频率快的可达 1 分钟 100~200 次。掌根摩法适用于腰背部,如腰背痛或感冒时,在背部上下摩动。这种手法,能产生温热感觉,使患者感到舒适轻松。

三、推法

推法是用指或掌在皮肤上向前后或左右推动的一种推拿法。有单手推,也有双手推。推法所能达到的深度,与推时用力的大小有关,可达皮下组织、肌肉甚至骨骼和内脏。进行推法时的力量必须由轻而重,用力的大小应当根据病种和个人的特性而定。尤其对初次推拿治疗的患者,必须随时询问其感觉,观察反应,至调节适合为度。推法的频率一般 1 分钟 50~150 次,开始时稍慢,逐渐加快。

(一)拇指平推法

又称螺纹推法。用拇指的指面接触皮肤,向一定方向推动。向前推时拇指着力,往回收时拇指指间关节微屈,指背接触皮肤而带回,其他各指的指间和指掌关节在推时略微屈曲,往回带时伸直,各指均不需用力仅做为帮助固定方向(如图 2-2-9)。如此连续一推一回,频率由慢转快。

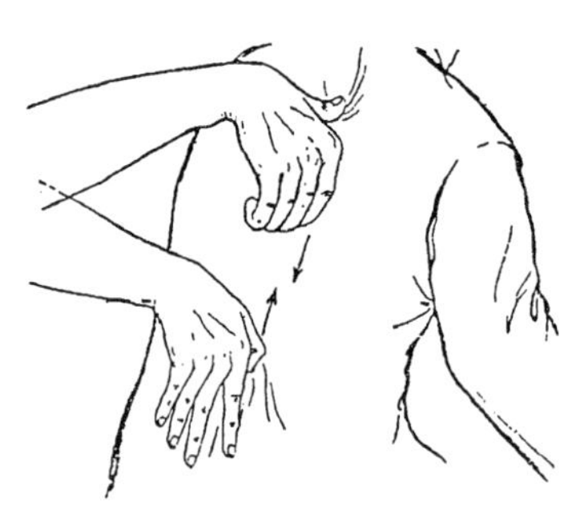

图 2-2-9　拇指平推法

这种手法必须经过长期练习使指力十分有劲，指、腕关节十分灵活，用力随心所欲。拇指平推有用单手操作或双手交替操作；也有用双手同时操作，以双手的拇指在经穴上向左右推开，又称为分推法。

拇指平推的适用范围很广，头、背、四肢皆可应用，一般多用在头部和背部（如图 2-2-10）。前额痛时可分推印堂穴和攒竹穴，还有分推肩部、大椎等。另外有一种叫分筋法，也属分推法的一种形式，用力较深，达到肌肉层，并且随着肌肉的行走方向分推。在腰背部扭伤时，应用这种手法有较好的疗效。

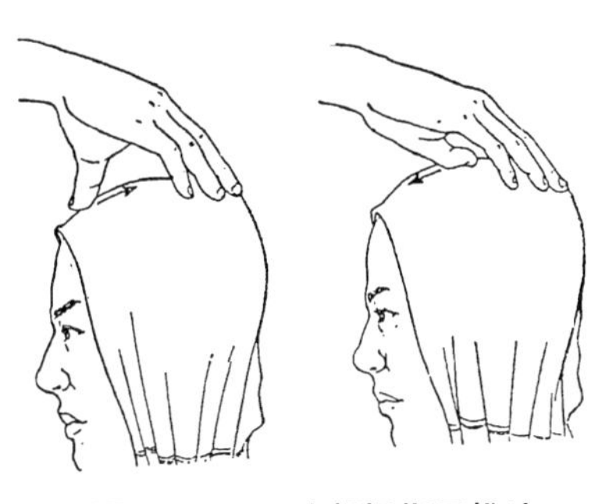

图 2-2-10　头部拇指平推法

（二）拇指侧推法

又称少商推法。这种手法与拇指平推法相似，不同的是推出时的着力面在指的外侧面（即少商穴处）。小儿推拿，常用此法，如推脾土、推三关等。也可用在头部及肢体（瘫痪）时。

（三）拇指尖推法

这种手法多用在穴位上，或在病痛的主要点上进行。推时用一手拇指尖进行推动，但指尖的移动部位不大，使指尖好像吸附在某个穴位上似的。腕部屈曲下垂，拇指间关节灵活屈伸摆动，运用腕劲和指劲，使力深达该部组织。一般以一手或两手交替操作，也可用双手同时推（如

图 2-2-11）。推的强度极限以得气为度。必须选定需推的穴位或病痛的部位，正确定位，并依一定次序逐一进行操作。由于指尖推的频率较快，同时指尖带有旋转活动，所以也称为缠法。这种手法，在临床上应用很广，得气的效果较强。

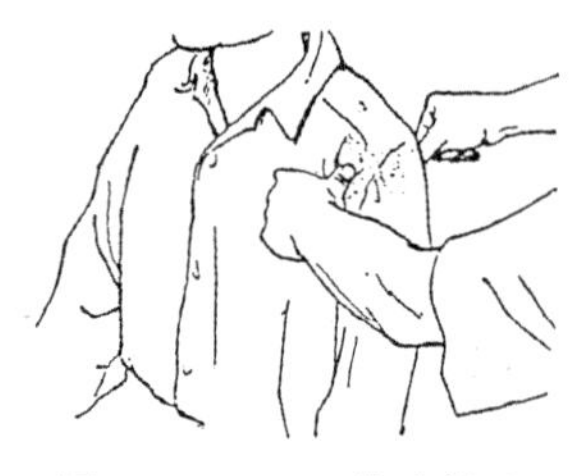

图 2-2-11　双指尖推法

（四）掌平推法

用手掌平伏在皮肤上进行推动。经常用推法时，一般都是从肢体的远端推向近端。当在胸、腹部施行这种手法时，必须随着呼吸的起伏进行。一般分为呼推和吸推两种。所谓呼推，就是等患者呼气时进行推动，呼气结束时推的手就放松收回，等第二次呼气时再推，如此反复进行。所谓吸推，就是令患者吸气时随着推的动作进行，当着力推时令其吸气，放松收回时令其呼气。这一种手法对改善呼吸系统的功能有良好的作用，所以适用于呼吸系统功能不全的患者。

（五）掌根推法

用掌根部大小鱼际着力在皮肤上进行推动，在向前推进的过程中，大小鱼际肌逐渐夹紧（如图 2-2-12）。推进的方向，一般是从肢体的远端至近端，随后返回原处，再做第二次推动。多用在肢体推拿。由于着力的强弱和推

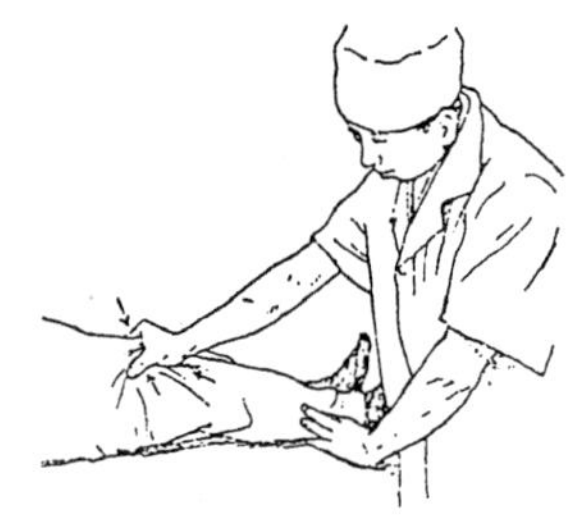

图 2-2-12　掌根推法

进速度不同，可分为缓推和滑推两种。缓推时推时速度较慢，用力较小。滑推时推进速度较快，着力较大，推拿者的手在急速推动后迅速离开肢体，返回后再做第二次推动，如此一起一落反复进行。滑推法的作用可深达肌肉层，能增强肌肉的兴奋性。

四、拿法

拿法是用手指提拿肌肉的一种推拿法。一般常结合穴位提拿。提拿动作较急速，在一个部位提拿 2~3 次即可。拿的强度以达到发生酸胀感为度，拿后患者感到非常轻松。若拿后感觉疼痛，说明用力太大。拿的手法有三指拿法、五指拿法和抖动拿法三种。

（一）三指拿法

用大拇指和食、中指提拿。适用于较小的部位，如拿肩井、委中、颈部等（如图 2-2-13）。

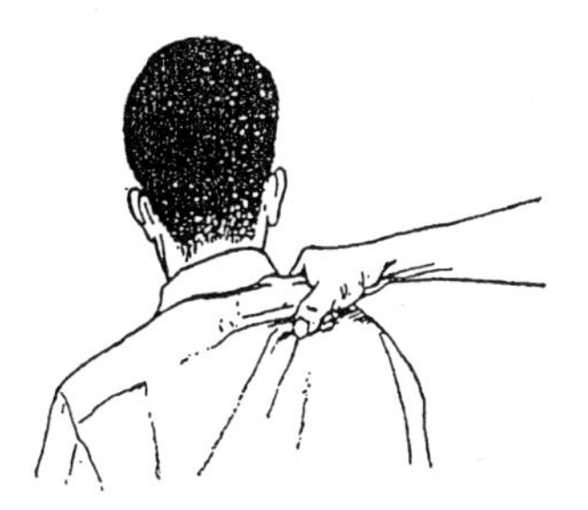

图 2-2-13　拿肩井穴

（二）五指拿法

用拇指和其他四指提拿。适用于面积较大、肌肉较多的部位，如大腿前面（肌四头肌）、小腿后面（腓肠肌）等。

（三）抖动拿法

用手指拿住肌肉后，作轻轻的抖动，并逐渐放松拿住肌肉。适用于腹部推拿。

附：弹筋法：是一种特殊的推拿手法。它的性质近似拿，但手法较重，刺激强度较大。方法是选择某些病痛的肌肉如肱二头肌、肱三头肌、股二头肌等，用拇、食、中指沿肌间隔拿住肌腹(或在接近肌腱处),向一侧牵开,牵开到一定程度时,让肌肉在二指间滑脱,好像拉弓射箭一样。此时可发生“咯嗒”一声,患者感到重度的酸胀,但很快即转为松快感觉。一处弹筋只能进行1~2次,弹后应当结合其他手法,使强刺激缓解。此法适用于软组织操作和风湿性疾患等,尤其是肌肉劳损、肌肉风湿痛等。

五、㨰法

㨰法是用手背部在身体上㨰动的一种推拿法。可单手操作或双手交替进行,也可双手同时㨰动。方法是手呈半握拳状,以小鱼际的侧面和小指掌指关节的上方,接触被推拿的部位,着力按压,同时用力做旋后㨰动,这时还当微微伸开各指以助劲;在手做旋后㨰动时,着力点都需在各掌指关节上方手背部。如此一㨰一回,用力要均匀而有节律。㨰动的手当如吸附在身体上一样,不能跳动或击打。㨰时当逐渐向前移进(如图2-2-14)。此法适用于背部、臂部、腿部及肩部等面积较大的部位,着力较深,故宜在肌肉和软组织丰厚的地方施行。此法可单独应用,但一般都结合其他手法,如开始时先用摩法和揉法,随后应用㨰法较为合适。

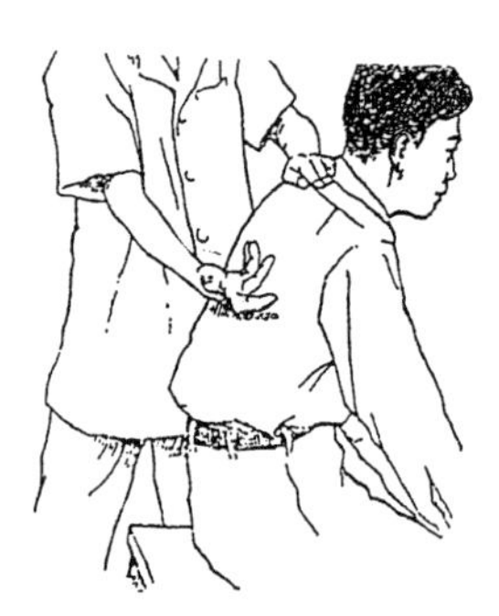
图2-2-14 㨰法

附:㨰轴㨰法:为了减轻术者的体力负担,可用木制㨰轴进行㨰动。适用在背部、腿部,面积较广的地方。

六、掐法

掐法是用手指在身体某部或经穴处深深掐压的一种推拿法，又称指针法，是推拿疗法中的一种独特而又常用的手法。做掐法时，术者要修剪指甲，掐的强度以有酸胀的反应为度。掐法在操作上又分单指掐、屈指掐和指切法。

（一）单指掐法

用中指或拇指的指端掐压。中指掐时，中指伸直，拇指和食指紧夹中指，以中指指端掐在选定的经穴上，多用于头部和颈部，如掐风池穴（如图2-2-15）。单指掐时，拇指指间关节半屈，其他各指也屈曲助劲，以拇指指端掐在选定的经穴上，常用于四肢部位，如掐合谷、内关、足三里等穴。在小儿推拿中掐内劳宫、一窝风、大小横纹等。无论哪一种单指掐，掐压时必须逐渐施劲，使指端掐入，切勿突然用力。在掐压得气后，持续半分钟至1分钟（同时可巧用振法，以加强刺激强度），随后逐渐松劲，并配用揉法，以缓和刺激后的反应。

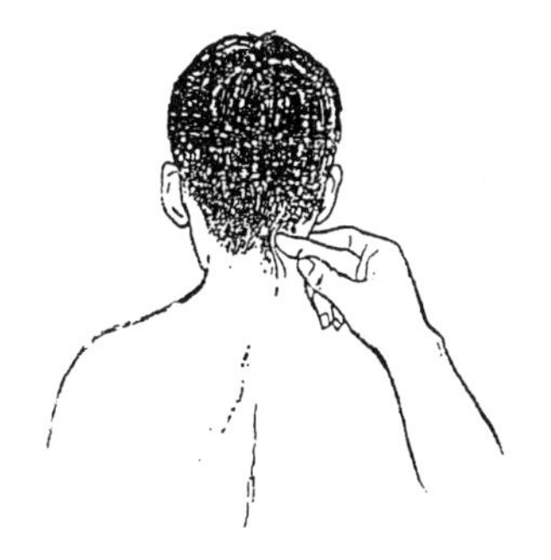

图2-2-15　单指掐法

（二）屈指掐法

将中指屈曲，用指关节尖端突然袭击患处，着力于身体上掐压（如图2-2-16）。操作时，大拇指按住已屈曲的中指的第三指节，食指和无名指也屈伸，并夹住屈曲的中指使

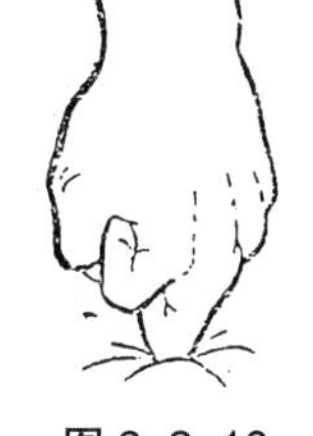

图2-2-16
屈指掐法

其固定。这种掐法的力量很大,掐入的深度亦较深,适用于肌肉较厚的部位，用单指掐才易得到应有效果，如环跳、膈俞、肝俞、脾俞、胃俞等穴,皆适用此法。

七、指切法

用拇指指端以轻巧而密集的手法指切皮肤（如图2-2-17),一般仅用在组织肿胀的部位。指切时肿胀随指的移动向前推移，所以指切时必须自远心端掐至近心端。在关节扭伤伴有肿胀时,用此法肿胀常能立见消散。指切时用力必须轻而缓慢,特别在压痛处更要注意,尽量避免增加伤处的疼痛。

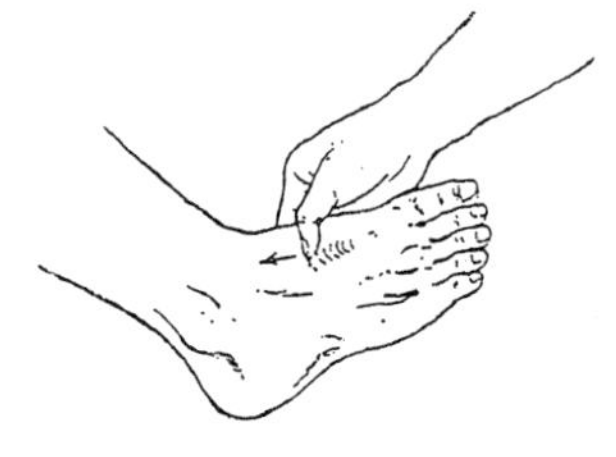
图 2-2-17　指切法

八、拨法

拨法是用手指拨动肌肉的一种推拿法,也称抻法。多用一手操作，常以拇指侧面,食指、中指的指端嵌入肌肉和肌腱缝中，适当用力拨动（如图2-2-18)。如对肩胛骨内缘处的肌肉和肱二头肌长头和短头处,进行拨动,一处拨 1~3 次,直到患者发生很强的酸胀感但能忍受为度。这对缓解肌肉紧张、松懈粘连有一定的作用。另有一种称为拨络法的,其方法与此法近似。

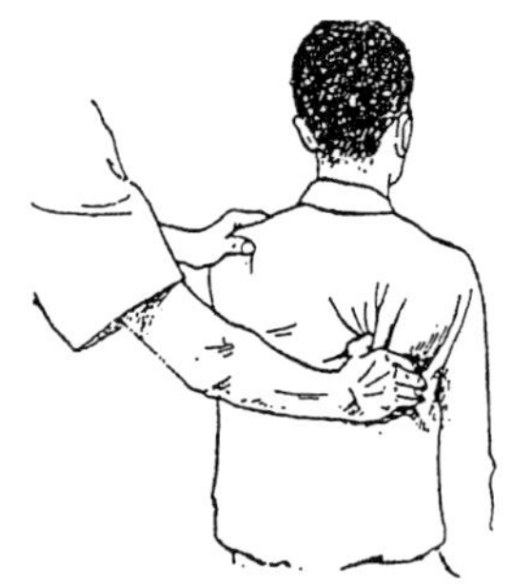
图 2-2-18　拨法

九、揉法

揉法是用手指或手掌在皮肤上做揉动的一种推拿法。

揉动的手指或手掌不移开接触的皮肤，仅使该处的皮下组织随指或掌的揉动而滑动。一般用单手进行操作。揉法的用力较小,动作缓和,仅达到皮下组织,有减轻疼痛的作用。操作上有指揉和掌揉两种。

（一）指揉法

以拇指的掌面紧贴皮肤,做回旋的揉动。适用于狭小的部位或穴位上,常在单指掐后配合应用,以缓解单指掐法而引起的酸胀反应。操作时,用力须由轻而重,再由重而轻。

（二）掌根揉法

以掌或全掌紧贴皮肤，沿顺时针或逆时针方向回旋的揉动。适用于面积较大的部位,如腹部、背部等处(如图 2-2-19)。掌揉时手掌虽与皮肤紧贴不移动，但该处皮下组织的滑动范围可越揉越大，用力也可逐渐加重。掌揉的频率一般较慢,1 分钟为 50~60 次。

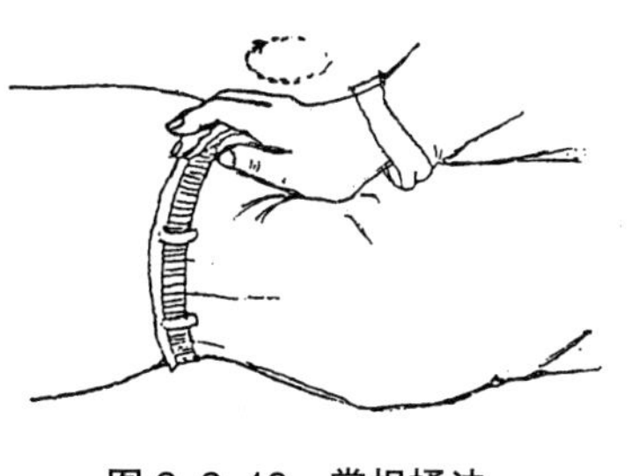

图 2-2-19 掌根揉法

十、振法

振法是用指端或手掌在身体某部或其穴位上做振颤的一种推拿法。操作时,术者的上肢,特别是前臂和手部的肌肉需强力地静止性用力，以使力量集中于指端或手掌上,而使被推拿的部位发生振动,要求振动的频率快、着力大。一般常用单手操作,也可用双手同时操作。振法分指振和掌振两种。

(一)指振法

用拇指或中指(手的姿势与单指掐相同)振颤推拿部位的组织。此法常在单指掐法以后配合应用。在掐法得到酸胀反应后，用振法使刺激加强，振颤的时间约持续半分钟至1分钟。如振合谷穴、内关穴、足三里穴等(如图2-2-20)。腹部的穴位也可用振法,但必须跟随呼吸起伏,在呼气时振颤,吸气时放松。

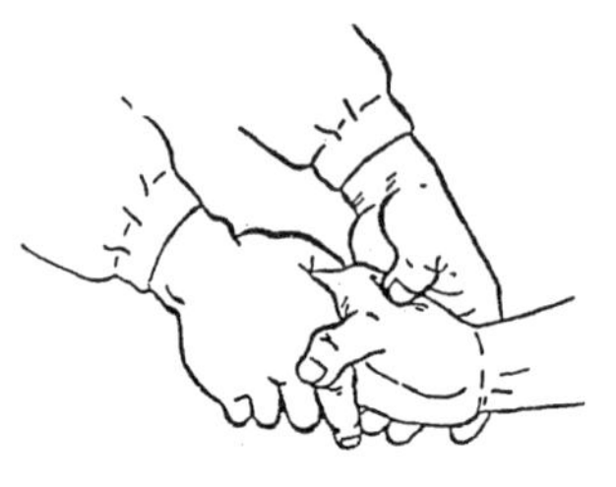

图2-2-20 指振法

(二)掌振法

用掌的平面紧贴皮肤后进行振颤。适用于面积较大的部位,如大腿、腰部等。振后可使肌肉放松、疼痛缓解。

附:电振法:做振法的操作时,需持久地静止性用力,对术者的体力消耗很大。为减轻术者的体力负担,可用电振器代替振法的操作。

十一、抹法

抹法是用手指按住皮肤,以均等的压力抹向一边的一种推拿法。一般多用拇指平面,双手同时操作。抹法的特点是用均匀持续的压力，缓缓移动。头痛时可结合应用抹法，一般用双手拇指从印堂穴分开抹向太阳穴，然后再沿头部两侧抹向风池穴或者抹向听宫穴

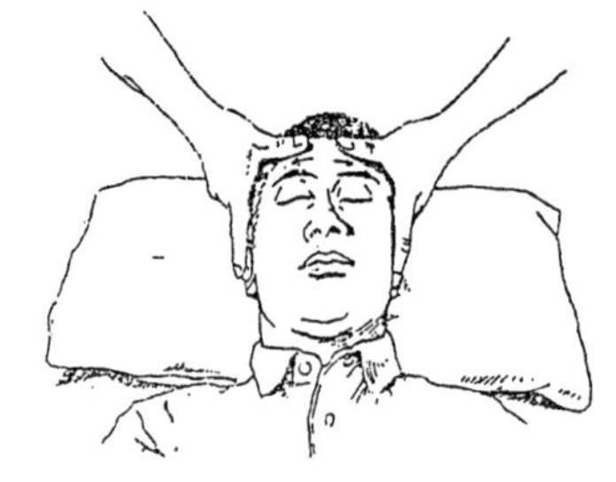

图2-2-21 抹法

（如图 2-2-21），反复 2~3 次，病者常觉头目清醒。还可用于使肿胀的组织消肿。

附：理筋法：这种推拿方法近似抹法，但是用力较重，作用达于肌肉。方法是用一手或双手拇指的指面（二指或三指）自上而下，或自上而斜下顺着肌肉的方向用均匀持续的压力、平稳的指劲，缓缓移动，中途不可松劲。如此，顺理数次，可使紧张的肌肉松弛。

十二、擦法

擦法是用手指或手掌在皮肤上磨擦的一种推拿法。擦法的用力需看患者皮肤的反应而定，不宜过重，其作用仅达皮肤及皮下组织。擦的频率一般在 1 分钟 100 次以上。用单手进行操作。可分为指擦和掌侧擦两种。

（一）指擦法

用手指磨擦皮肤。在肢体麻痹时，特别适宜指擦法。对麻痹的手指或足趾应用指擦时，术者用左手固定肢体，右手的食、中、无名三指围在患肢的手指或足趾上，来回擦动，这样可同时擦到手指的三面（如图 2-2-22）。

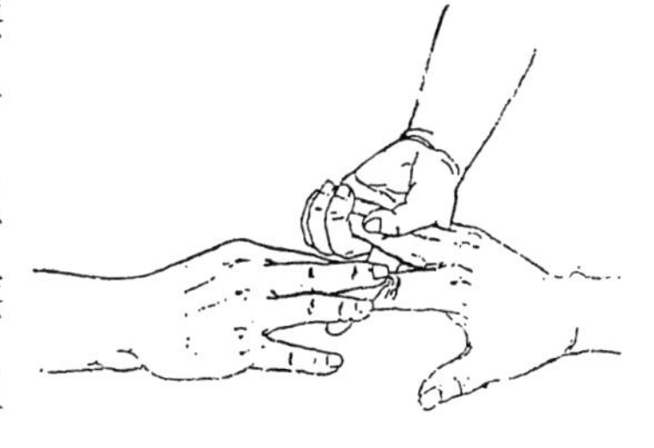

图 2-2-22　指擦法

（二）掌侧擦法

用手掌的尺侧（小指的一侧）摩擦皮肤。常用在背部两侧，如感冒、风湿痛、肠胃病都可采用此法。操作时患者取坐位，术者站在患者的前面，隔着衣服或直接在背部两侧，由上而下地来回擦动，好像急速的锯木动作一样（如

图 2-2-23)。以擦到皮肤发红为度。

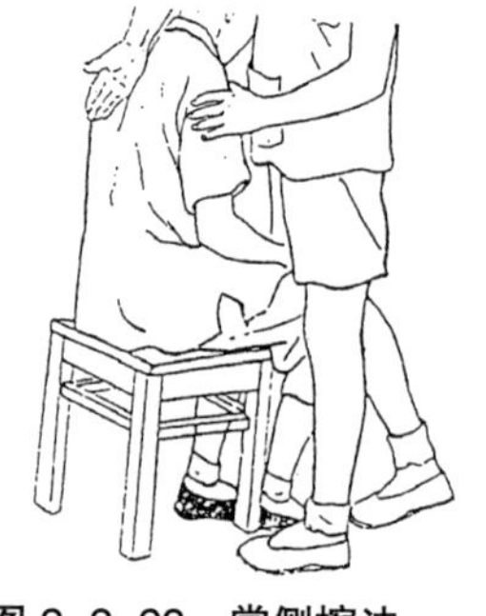
图 2-2-23　掌侧擦法

十三、搓法

搓法是用双手搓动患者肢体的一种推拿法。仅适用于四肢部位,其作用可达皮下组织、肌肉甚至骨骼。速度由慢而快,再由快而慢结束。搓法可掌搓和掌侧搓两种。

(一)掌搓法

用左右掌相对地置于被搓肢体的两侧进行搓动。在搓上肢时,可令患者取坐位,上肢自然下垂(如图 2-2-24),可相对坐,把患者上肢搁在术者的肩上。在搓下肢时,可令患者取半坐位,屈曲膝关节,或平卧在床上,将患肢搁在术者的肩上。搓动时上肢由肩到肘,由肘到肩,下肢由膝到髋,由髋到膝的来回搓动。

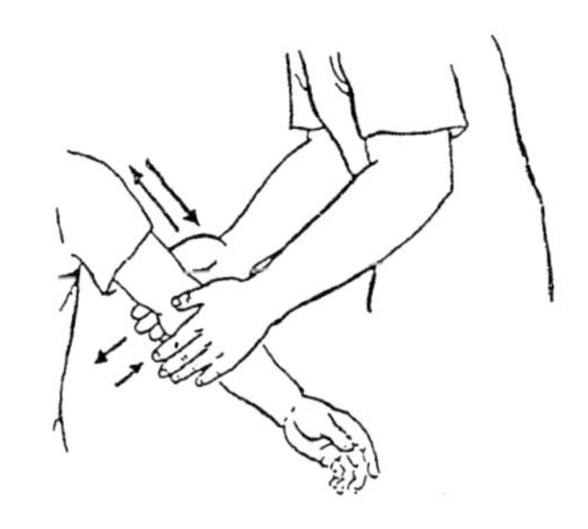
图 2-2-24　掌搓法

(二)掌侧搓法

用两掌的尺侧面相对地置于被搓肢体的两侧进行搓动。患者和术者的体位同掌搓法相同。此手法作用较深,患者常觉酸胀感。

十四、捏法

捏法是用手指挤捏肌肉、韧带组织的一种推拿法。捏时拇指在上,其他各指在下,待捏住肌肉后,上下手指辗转挤捏前进。操作时,必须随着肌肉的外形轮廓进行。可用两手交替操作，也可两手同时操作。可分为三指捏和五指捏两种。

(一)三指捏法

用拇、食、中三指进行操作，各指指面捏住肌肉后，用腕力一边捏一边转动前进，适用在范围较小的部位，如手指、手掌 、前臂等处(如图2-2-25)。在比较狭小的部位，当用指尖掐入深处捏。

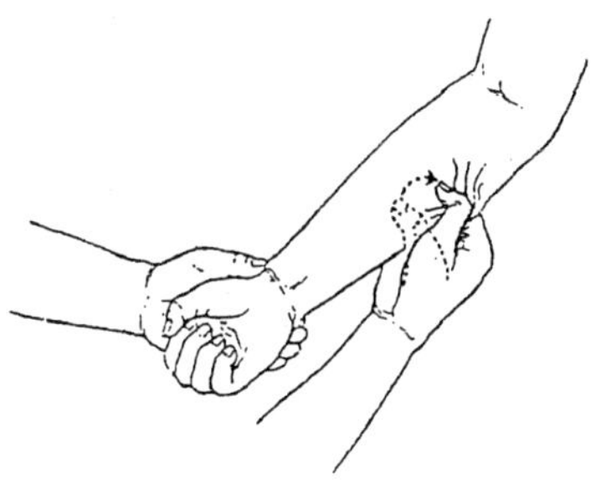

图 2-2-25 三指捏法

(二)五指捏法

用五个手指进行操作，操作手法与三指法相同。适用于面积较大的部位，如大腿、小腿、肩部等处。

附：捏脊法：用双手拇指和食指捏住脊柱二侧的皮肤和皮下组织向上推动时放掉，如此两手交替反复捏推，由下而上地进行，从臀部开始，上达肩颈部为止。此法多用于小儿。

十五、扯法

又称拧法。是用拇指和食指拧起一部分皮肤和皮下组织又急速放松的一种推拿法。操作时，使拧住组织的手略为旋后，并向一侧牵拉拧住的组织，然后又急速地松手（如图 2-2-26），此时常发出“嗒”的声响。依此连续地向一定方向继续拧扯，一般以皮肤发红为度。

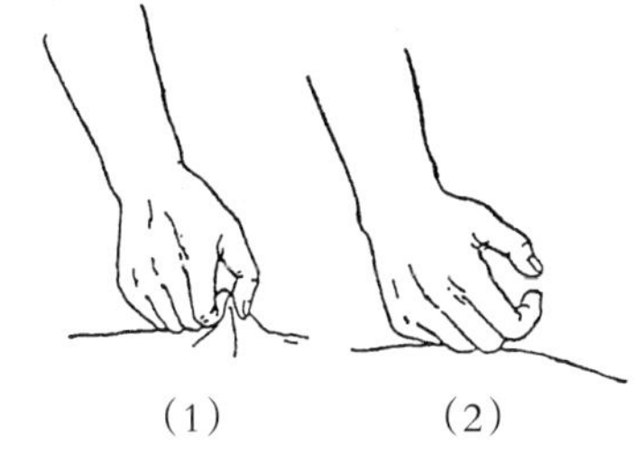

图 2-2-26 扯法

在病症较重时,也可拧得皮肤发生红斑。用单手操作。适用在背部、颈项部和腹部。此法在民间流传很广大,对感冒、头痛及肠胃道机能紊乱有良好的疗效。某些儿科疾患,也可用扯法,如小儿的一般感冒发热、食积停滞等。给小儿做扯法时,常用双手操作,以拇指和食指的掌面合成钳状,向上拧起皮肤后,马上滑脱。如此双方一拉一放地交替进行,至皮肤发红为度。

十六、弹法

弹法是用手指弹打身体的一种推拿法。弹时用拇指拨动食指或用中指拨动食指。弹打的强度由轻而重，以不引起疼痛为度。此法适用于各个关节部位，弹时应循着关节周围的软组织进行(如图 2-2-27)。可治关节酸痛。

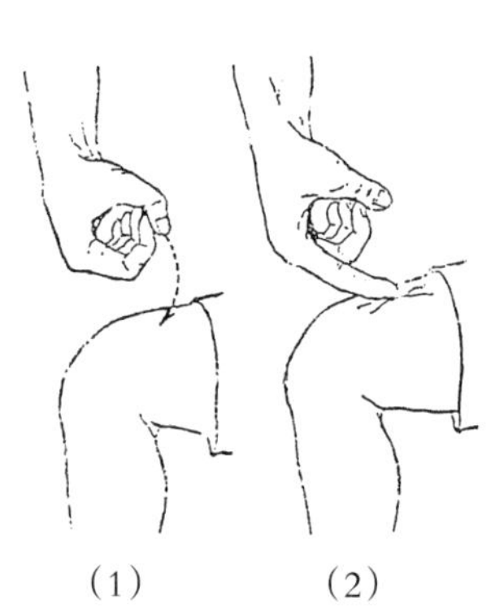

图 2-2-27 弹法

十七、叩法

叩法是用指端点叩肌肤组织的一种推拿法。点叩时腕部用劲,指端着力,动作既要轻巧有力又要有弹性,同时还得注意节律。叩法所引起的振荡力量可深达骨部。可分为中指叩法和五指叩法两种。

(一)中指叩法

中指做半屈状,腕部放松,作屈伸动作进行叩击。此法适用于颅顶各部位。

(二)五指叩法

五指并拢,指端并齐,腕部放松,作屈伸动作进行叩击。其状犹如鸡啄米一样，故又称啄法。适用于前额部位（如图2-2-28）。

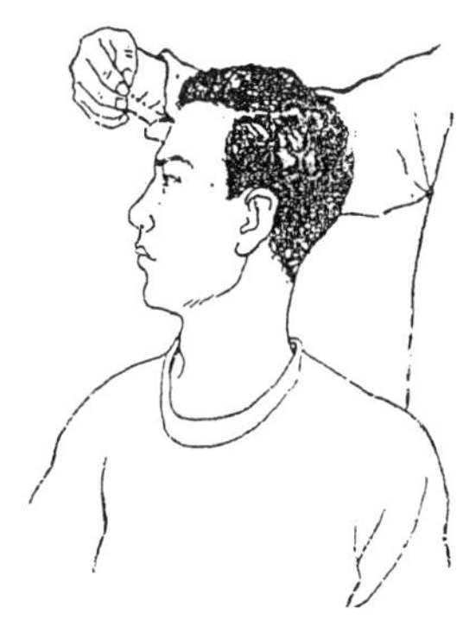

图 2-2-28　五指叩法

十八、引伸法

引伸法是牵伸关节的一种推拿法，是一种特殊的被动运动手法。引伸的动作须轻巧有力，有牵伸挛缩和帮助复位的作用。可分为以下几种：

（一）上肢引伸法

患者坐于低凳上，术者相对地站于患侧，患肢的手掌向内，术者分捏各手指，将患肢由内上到外上，再转到外下方循环转动数次。待感觉患肢肌肉已放松，运动自如时，突然用力把患肢向上提升。此法对于上肢和肩部酸痛而关节活动无大障碍的患者效果较好。一般在其他推拿手法以后使用，仅作 1～2 次即可（如图 2-2-29）。

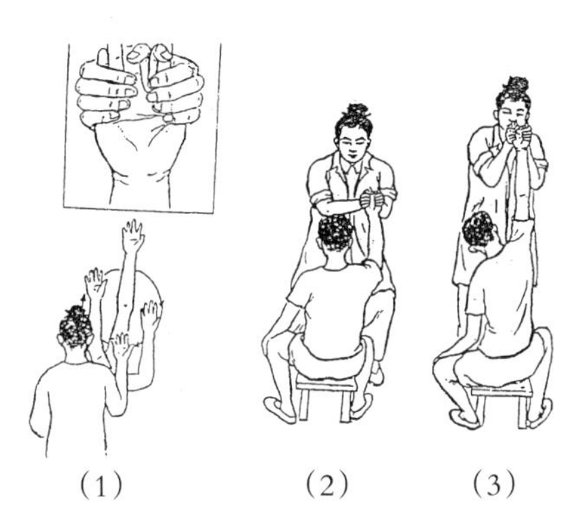

图 2-2-29　上肢引伸法

（二）下肢引伸法

又称搬腿。患者仰卧，术者一臂托住患侧小腿，另一手按着膝盖，先使髋、膝关节屈曲，并稍用力下压大腿，待其靠近腹部时，然后用巧劲把患肢牵引拉开，此时，髋关节成半屈，膝关节完全伸直，令患者随势用力向前上方蹬腿。髋关节屈曲的程度必须要根据患者直腿抬高的可能性，并逐渐增加其抬高(即屈曲髋关节)的程度。每次操作10～20次即可(如图2-2-30)。

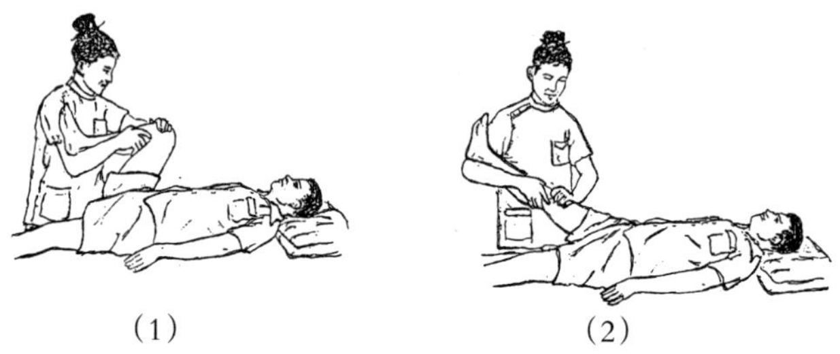

(1)　　(2)

图2-2-30　下肢引伸法

第三章　武当伤科诊法

第一节　望诊

一、望神色，观体态

伤科医生对伤员的诊断，首先就是观察神色，书曰："得神者昌，失神者亡。"通过对病人的神志、精神、仪表的观察，了解伤病的轻、重、缓、急、危以及局部对整体的影响。

二、望舌象，分脏腑

舌的色泽、形态，津液的分布，舌苔的变化都可以反应脏腑虚实，气血的盛衰，津液的亏盈，气滞血瘀等病象。舌体的不同部位又可反应出不同脏腑的病症。如舌尖反应心经病，舌根反应脾胃病，舌两边反应肝胆病。

三、望局部，知伤势

伤势的性质、轻重不同，其皮肤颜色亦不同。如疮疡皮色焮红者为热证、阳证，色白者为寒证、阴证。损伤者，局部肿胀青紫为新伤，肿胀变黄为陈伤。

骨折与关节脱位往往出现局部畸形和功能障碍。如腰椎骨折与关节结核，可见脊椎后突。骨折移位，可见肢体缩短。旋转或成角骨折，可见局部畸形。关节脱位，可见局部变形，凹陷或隆突畸形等。上述各种情况均可导致肢体的功能障碍。

第二节 问诊

一、问病因，心中明

了解受伤的原因，如打伤、跌伤、压伤、撞伤、点穴伤、刀斧伤等，对诊断有很大的帮助。了解受伤的部位，如头部、胸部、背部、腰部还是四肢的哪一部位。了解受伤的时间，如哪年、哪月、哪日，还是现在。受伤的力量大小，从何打来，如从左、右、上、下、胸前、背部。跌伤应问高度及地面情况，这些都应逐一问清。

二、问寒热，辨伤情

问发热的时间及有无恶寒，对判断病情发展有一定的意义。恶寒与发热同时出现，多见于瘀血化脓伤；局部恶寒不热或发热不恶寒，多见于痹症或陈伤及疮疡。短期的低热，多见于瘀血吸收期，头部受伤发热多见于神经损伤。

三、问二便，观内伤

问大小便的性状、颜色和次数，对脏腑是否有损伤的重要意义，如损伤后大便下血、小便尿血，应考虑有内出血。受伤后若大小便正常，则是比较好的情况。

四、问旧疾，多思想

临床工作中，凡遇伤患，必问以往是否有陈旧疾患，如骨髓炎、骨结核、骨肿瘤，这些病都可继发病理性折。有肩部外伤者可续发外伤性肩周炎。

五、问饮食，别胃乡

饮食爱恶、喜冷饮或热饮、思食或厌食等，以辨别胃气的虚实，掌握疾病的变化及预后。

六、问晕厥，很关键

受伤后有无晕厥、晕厥时间的长短，对预后很关键，如受伤后出血多，可发生失血性的晕厥，剧烈的疼痛，也可发生疼痛晕厥。头部外伤一定要问晕厥的时间长短，当时有无呕吐，以及清醒后是否有再次晕厥，逆行性健忘。这些对判断头部受伤后轻重及预后好坏，很有价值。

七、问饮水，知津伤

人体津液可与血液互化，受伤后出血多者，津液必伤，病人就要饮水自救。现代医学认为，受伤者出血量多，体内的血容量下降、血液浓缩，都会导致饮水量增加。

八、妇人伤，问经产

妇人受伤正值经期，用药时破血药少用。妊娠期受伤，保胎药多用，破血药慎用。妊娠期下腹部或腰部受伤应注意早产。

第三节　闻诊

闻诊分闻气味、听声者两种。

语音：声音高亢有力者为实，低微无力为虚，谵语狂言为神昏，少气语断，声音低微者为病危。

呼吸气粗短促为疼痛剧烈或热毒内攻。气息低促为正气不足。胸部外伤出现呼吸困难及紫绀者，多为气胸或血胸。

完全性骨折，在检查时可听到或感觉到骨折断端有粗糙的骨擦音。某些关节伤筋可听到关节内的弹响声，如膝关节的半月板破裂和弹响指。

小儿受伤后不会正确说明伤部病情，家长亦难于准确提供病史，检查病变部时，患儿会哭闹加剧。

第四节　切诊

切诊分切脉和触诊两个内容，切脉有专题介绍，这里介绍触诊。

一、摸肤湿

触摸病变部位的皮肤湿度，以辨别疾病属寒热。皮肤灼热发红者为阳证，一般多见于热毒炽盛的疮疡，或积瘀肿胀的新伤；皮肤发凉色白或紫暗者为阴证，一般多见于血栓闭塞性脉管炎或气血阻滞兼有寒湿的旧伤。

二、摸包块

局部生有包块，应注意检查肿块的大小、形状、硬度、活动性，表面情况及其周围组织的关系，以了解肿块的性质。

三、摸压痛点

根据压痛部位、范围、程度以鉴别疾病的性质和轻重程度。有固定不移的压痛点，一般为病变的所在位置，特别是骨折部位均有敏锐的压痛点。

第五节　眼结膜诊断法

根据眼球结膜血管瘀血和该血管末端瘀点的分布情况，诊断伤病部位、性质和时间的方法，叫眼结膜诊断法。

眼球结膜血管青紫、突出、末端有瘀点(少数无瘀点者,血管粗细不一致,颜色比较深),瘀点的大小稍大于针尖,我们称这种体征为报伤点,又叫伤征表现。伤征表现的分布,一般地说,眼结膜上半部分反映腰背部和上肢情况,眼球结膜两侧反映季胁部情况,眼球结膜下半部分反映胸部和下肢情况,左眼反映左半身情况,右眼反映右半身情况。瘀点色淡如云,散而不聚,伤在气分,色浓而沉,伤在血分。若报伤点周围有色淡如云彩的不规律物,为气血两伤,其具体情况分析如下:

一、腰部损伤

腰部损伤的报伤点一般在眼结膜上半部靠瞳孔的内侧。背部靠脊柱附近的损伤,报伤点在上半部的正中位置。上肢损伤,报伤点多在结膜上半部,远离瞳孔的上外侧,且分支比较多而短。

二、前胸损伤

前胸损伤,伤在胸骨附近,则眼球结膜血管呈三叉型,位置偏结膜内侧。若伤的位置远离胸骨的外下方,报伤点眼球结膜瞳孔的外下方。

三、腋部损伤

报伤点在瞳孔外侧的结膜上、中、下排列,提示腋部损伤的位置是腋后线、腋中线、腋前线。

第六节　指甲床诊断法

指甲床诊断法是根据指甲下微血管的颜色、形状、血液的流动速度、瘀点的出现及变化规律,来诊断伤的部位、受伤的时间、严重程度、损伤的性质和预后的一种方法。

《素问·五脏生成篇》说:“足受血能步，掌受血而能握,指受血能摄。”可见指甲床血管的颜色可以反应人体血液循环的盛衰，所以指甲床诊断法对伤病的诊断有一定的意义。指甲床诊断法的具体操作是:

医者左手拇指在下,其余四指在上,握持伤者手指,让伤者指甲在上,医者另一手的拇指按压伤者手指甲,使其甲床血管排空,变成灰白色,然后医者快速放开病人被按压的手指,同时观察伤者手指甲血管内血液的充血时间、速度和有无瘀斑、瘀点及其变化。这些情况我们称为报伤指征。其临床意义是:

一、根据报伤指征位置判断

报伤指征出现在拇指，说明受伤部位在头部和颈部;报伤指征出现在食指,说明受伤部位在颈下,横膈以上;报伤指征出现在中指，说明受伤部位在横膈以下、脐以上;报伤指征出现在无名指,说明受伤部位在脐以下,耻骨联合以上;报伤指征出现在小指,说明受伤部位在耻骨联合以下。

二、根据报伤指征颜色判断

报伤指征呈暗红色,说明受伤时间在半年以内,一般地说,多见于气分的较轻,预后比较好;报伤指征青紫色,说明受伤时间在两年以内，一般见于筋脉，腠理的中度伤,预后也比较好;报伤指征黑色,说明受伤时间在五年以内,多见于血分重伤,预后不太理想;报伤指征黄色,说明受伤时间在五年以上,见于气血重伤,预后比较严重不良。

三、根据报伤指征形状判断

报伤指征的形状可以说明受伤的性质。块状报伤指征多为跌伤或扭伤;点状报伤指征说明锐伤;条索状报伤指征说明打伤;报伤指征为片状,说明挤压伤;如报伤指征按之即散,说明假阳性,没有诊断价值。

第七节 危重症诊断法

伤科危症，以前称为不治之症。不治之症古今有别，各家不同,武当伤科的不治之症和其他学派也有差别。

一、古代伤科十不治症

1.顶门和太阳部位受伤,伤者长时间昏迷不醒者,不治之症也。

2.心窝部受伤,伤后局部肿胀明显、疼痛、气闭无息者不治之症也。

3.病者伤后口吐鲜血,汗出如油者不治之症也。

4.腰部受伤,伤后狂笑不止者不治之症也。

5.小腹受伤,疼痛不止,呕吐粪便者不治之症也。

6.脐旁3寸处受伤,疼痛不止者、不能进食七天必死也。

7.阴部受伤,阴囊、阴唇缩入者不治之症也。

8.受伤后,舌伸不收者不治之症也。

9.妇人阴部受伤,血流不止不治之症也。

10.伤后大小便不通者不治之症也。

二、现代伤科十不治症

1.头部受伤，脑髓外溢、昏迷不醒者。

2.伤后五官七窍出血、神志不清者。

3.胸部受伤，咯血气喘、嘴唇发绀者。

4.脊柱受伤，全身瘫痪、二便不通者。

5.腹部受伤，腹部胀痛、呕吐不止者。

6.腰部受伤，尿血不止者。

7.肋骨骨折刺伤肺部，吐血不止者。

8.内脏受伤，出血昏迷者。

9.破皮出血，角弓反张者。

10.伤后大出血，脉症相反者。

注：上述不治之症，若能有西医外科帮助，大部分伤员还可以转危为安。就现代医学来说，上述诸症只能说是伤科疑难病症，并不全是不治之症。

第八节　武当伤科看伤秘诀

看伤首需观神色，再看形表细搜寻。
破皮肉裂与脱位，骨头断碎不需惊。
最忧颅脑骨伤震，七窍出血面无神。
脉弱呼浅瞳仁散，昏厥性命归黄泉。
再看胸胁与胃脘，气堵血瘀骨否断。
肺肝脾肾肠断裂，血症端详细心研。
胸伤痛难转与翻，呼吸困难平睡难。
气管肺脏遭破裂，气促面紫冷汗淋。
心脏受伤多昏厥，脉搏沉微寻找难。
左肩胀痛碍呼吸，出血过多立归阴。

肝裂右侧季胁痛，剧痛射向右肩行。
轻微出血可自止，骨折重伤虚脱成。
肾脏跌打与挤撞，裂伤疼痛有血尿。
大量出血且反复，纵有妙药难收功。
如有结石与水肿，此处最易受伤损。
脾脏破裂面苍白，心慌自汗口渴频。
脉弱腹胀四肢冷，疼痛难熬烦闷增。
胃肠裂损命垂危，频吐鲜血和恶心。
二便见血腹痛胀，痛区渐大要认清。
伤气疼痛无定处，散聚无常一片云。
伤重气逼时晕厥，伤轻刺伤无外形。
胸腹胀闷并窜痛，低语最怕呼吸频。
体倦神怠似索捆，不思饮食难起身。
瘀堵不散多肿痛，祛瘀生新肿自平。
失治硬肿如卵石，发热蒸蕴化为脓。
如是瘀结无短缩，虽非骨折有畸形。
气滞血瘀互为因，受伤最怕血攻心。
粗纹瘀点甲华涩，新伤缩伤两难平。
切莫单凭汤药好，里应外合尚摊针。
四肢骨折长短异，骨折活动有杂音。
斜断粉碎声零碎，横断裂纹折线凭。
三关脱位查空陷，脱位何处细追寻。
畸形壅肿仔细摸，瘀肿折脱要分清。
颈椎压扁二便结，腰腿痛重行动难。

颅脑重伤四肢废，纵可回春根已残。
脉象沉弦紧尚可，洪大急疾脉症反。
久困床榻疮血淋，骨瘦如柴徒自叹。

第九节 武当道教医药诊脉要旨

着手诊脉先轻后重，轻手得者为浮，重手得者为沉，先知浮沉，再辨迟数。正常脉，医者一呼吸四至五至，三至者为迟，六至者为数。迟者为寒，数者为热。浮者主表，沉者主里，按至骨仍见者为有力。按至骨不见者为无力。浮而有力者主风，浮而无力者主虚，沉而有力者主积，沉而无力者主虚，迟而有力者主痛，迟而无力者主冷，数而有力者主热，数而无力主疮。

男子之脉以阳为主，两寸之脉常望于尺，女子之脉以阴为主，两尺之脉常望于寸。男子寸脉弱尺脉盛，肾不足也，女子之脉若尺弱寸盛，上有余也，上有余则下不足也。老人脉宜缓弱，少壮人脉宜实强。此为习脉要旨，先明于此，方可入门也。

脉学讲的越繁琐，初学者越难掌握，今以浮、沉、迟、数为四脉纲，再从四脉中有力无力分出虚、实、洪、弱等十几种脉象，并将每种脉象的主证，一同用歌诀介绍出来。这种以纲带目，从简到繁，先易后难的教学方法，使初学者容易掌握，虽然所言的脉象及诊断方法与其他医书有不同，但笔者受师法收益甚深，请读者参阅它书，互相印证，先言于此，使读者学有所从。

一、脉状秘诀(浮、沉、迟、数四脉)

脉理自古玄又玄,武当四脉记心间。

浮脉轻手触皮应,如水漂木似毛轻。

有力为洪无力芤,浮而迟大虚脉形。

沉脉重手按至筋,女寸男尺号为平。

有力为牢无力弱,沉极为伏病属阴。

迟脉一息至唯三,按至乃得举不见。

有力为缓有止结,迟细多作涩脉看。

一息六至号为数,浮沉虚实细琢磨。

有力为弦无力紧,有止为促滑欲脱。

二、四脉主病秘诀

浮脉为阳风居表,紧寒缓湿洪风火。

浮涩伤营短伤气,浮芤失血细阳脱。

沉脉为阴在内寻,若无伏邪气滞因。

牢为坚积弱虚气,数为内热滑痰饮。

迟脉属阴性为寒,迟脉偶停郁实然。

迟脉有止代脉型,迟脉四至号为平。

数脉为阳火邪侵,浮表沉里弦肝经。

阳君阴相均为火,左为阳亢右伤阴。

三、六大六小脉诀

六大六小脉诀又称“点头脉诀”,即是医家不用病人开口,根据左右手的寸、关、尺六个部位的脉象大小,说出病人的病痛所在,让病人听后频频点头称是,故谓点头脉诀。此口诀宜学会脉状口诀后再学。

心脉洪大心家热,头脑昏沉血气结。

脚板手心似火烧，口苦心烦渴不歇。
鼻中出血乱狂说，心中有火小便赤。
心脉细小主心虚，心中惊悸汗淋漓。
头脑昏沉多困倦，梦魂常在水边归。
身体无力手脚软，寒经恍惚精神散。
肝脉洪大不调血，背痛腰痛及两胁。
手脚酸软目赤红，行路昏昏常怕跌。
妇人脉大有身孕，小者无孕血衰败。
肝脉微小四肢疾，胆冷肝苦血气寒。
头眩眼花双足软，夜间盗汗出无停。
肾脉洪大主腰痛，背疼头眩小腹膨。
膀胱暑热小便赤，咽干舌苦热无涎。
妇人肾大有良缘，气望无孕血衰败。
肾脉微小主伤精，耳内嘈嘈风雨声。
头昏腰痛脚膝软，眼上瞳睛不光明。
女人前后经不对，下部虚散加气痛。
肺脉洪大心胸紧，咳嗽风痰代壅盛。
口渴气急脉不均，若见相克成痨病。
肺经有火便不通，肺脉微小肺家虚。
闷闷忧忧口又干，手冷腹内多虚弱。
咳嗽时常皆上寒，肺小白痰生玉雄。
脾脉洪大心膨胀，饮食不思常喜困。
头痛腰痛胃作呕，食后伤风精气损。
脾脉微小两眉愁，闷闷腹胀有微嘈。
手足酸软加气急，无情无意通良宵。

见此脾脉方是奇，脾小胃成沙沉沉。
命脉洪大心实热，口渴三焦血气结。
四肢困难少精神，食后伤风精气别。
女人命大有良妊，两脉双洪皆知定。
命脉微细好平和，命虚应窍呕吐多。
手足常冷脾胃弱，命小微沉却无妊。
气逢小者血衰败。

四、定人品脉歌

大人四至五为良，小儿六七是平常。
矮人密指长人疏，此是医家下指方。
少壮洪实大无害，老人微涩莫慌张。
肥人沉细短无事，忽然浮实风火旺。
瘦人浮长须附骨，有时短缩定身亡。
性急脉急如符应，性缓脉缓亦相当。
气血盛衰脉大小，迟寒数热乃为常。
贵脉澄清富缓滑，不重急躁有灾殃。
室女尼姑多濡涩，邪祟之脉壮无常。
下贱之人脉粗糙，酒色之人肾脉长。
少壮偶然无脉者，服药不下定非祥。
老人浮散无根脉，须知不日返泉乡。
老人脉若旺不燥，此人必定是寿长。
少壮脉细三部同，清逸之士秀才郎。

第四章　武当伤科正骨手法

根据古人经验，武当道教医药整理归纳了十一种正骨手法。数十年临床实践证明，只要熟练地掌握了这些手法，就会取得良好的疗效。

为了便于说明，现将这十一种手法分别介绍如后。本书第三篇中，三关六节脱位与骨折治疗各节中都详细介绍了这些正骨手法的具体运用。因此，这里就只做简要的说明，其具体应用请参阅下篇各有关章节。

这十一种手法并非一成不变，而是要根据具体伤情灵活运用的。希望读者在采用这些手法时，通过实践也能有所发展，有所创造。

一、捏法

用单手或双手的拇指和其余四指（并拢）的指腹，在患处紧捏（图2-4-1）。

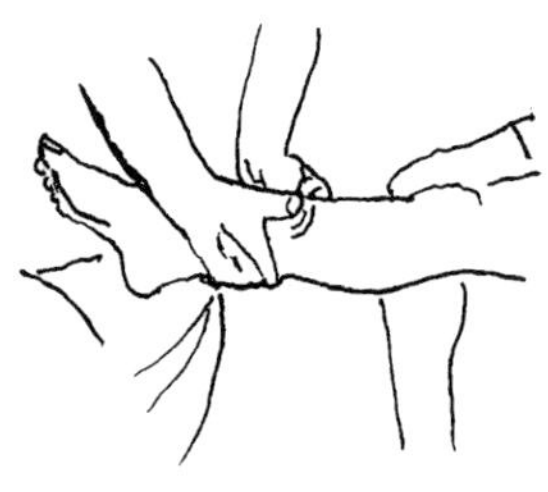

图2-4-1　捏法

治疗范围：①关节错位、脱臼及骨折（包括斜形骨折、横骨折以及其他类型骨折，但无重叠现象者）。

②肌肉、肌腱受伤时，也可用捏法，但用力要轻，多滑动着捏。

③桡尺骨分离多用捏。

二、按法

用单手或双手的掌根、手指（一指或四指），按患处或两端(图 2-4-2)。

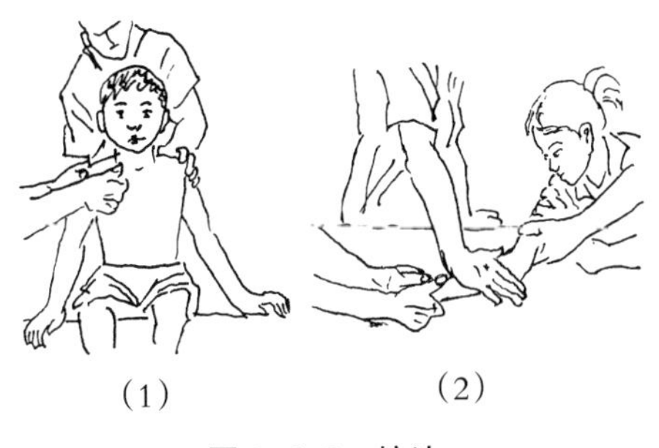

(1)　　(2)

图 2-4-2　按法

治疗范围:关节脱臼、错位、骨折移位、成角畸形。

三、提法

提法是用拇指和食指(或中指)夹住内陷骨折端向外提,使折端复位。根据病情症状,有时也可用一手或两手握住骨折端处,向上提起(图 2-4-3)。

治疗范围:多用于治锁骨、肋骨、桡尺骨、胫腓骨等骨折。

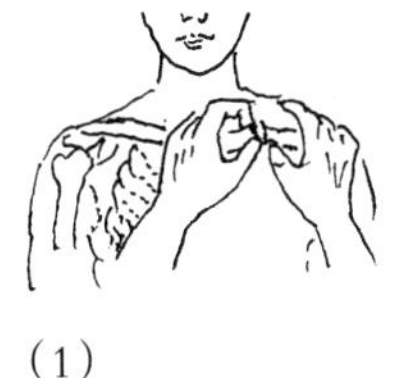

(1)

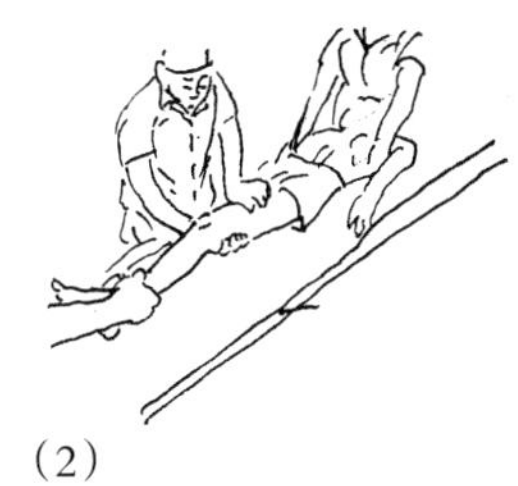

(2)

图 2-4-3　提法

四、推法

用拇指或手掌将移错之骨推回正常位置(图 2-4-4)。

治疗范围：关节脱臼和骨折移位无重叠者,可用推法使回位。

五、拉法

施力于患处上下两端,对抗牵拉。拉法分徒手牵拉和布带牵拉两种(图 2-4-5)。

治疗范围:关节脱臼,各部位骨折移位有重叠和成角畸形者。

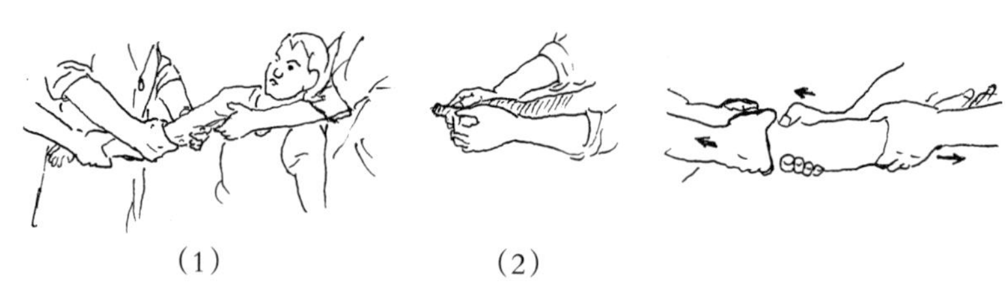

（1）　（2）

图 2-4-4　推法　　图 2-4-5　拉法

说明：拉时，要均匀地持续用力，不能时大时小，更不能时拉时停。拉力大小取决于伤部肌肉情况和骨折的重叠和成角程度：如股骨骨折重叠时，拉力宜大，手指骨折时，拉力宜小。拉法是骨伤整复的重要的第一步，它不仅可以纠正重叠、成角等畸形，还可矫正侧方移位的一部分。若施行拉法的人员得力，主动与术者配合，常能提高整复的成功率。

六、送法

肩关节或四肢关节因其辅助装置松弛，使关节间隙变宽，或骨折端分离，以一手或两手握住受伤骨骼的一端进行推送，使分离者合拢，恢复正常位置(图 2-4-6)。

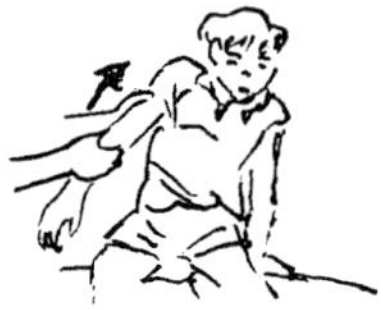

图 2-4-6　送法

治疗范围：骨折端分离和肩关节习惯性脱臼等。

七、端法

用一手托枕部，一手托下颌，同进用力端起头部，然后将头左右前后搬动(图 2-4-7)。

治疗范围：颈椎微错位，颈部肌肉(夹肌、半棘肌、头长肌、肩胛提肌、胸锁乳突肌)挟伤及失枕等。

注意：患者如果头向前低垂，说话声音低微，面色苍白，则不能动手搬动颈部施行端法。

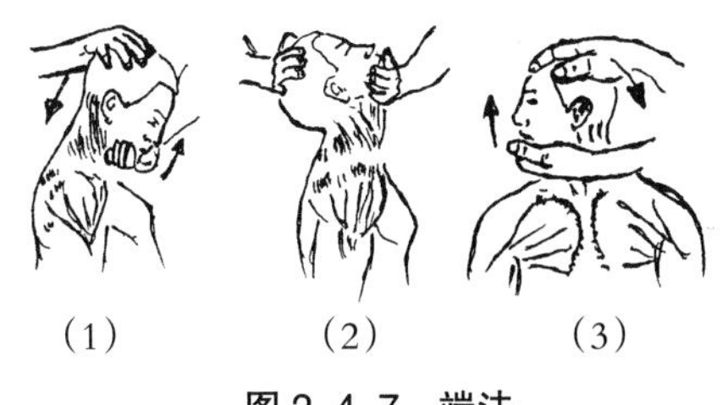

图 2-4-7　端法

有这些症状，应进一步检查有否脊髓受伤或颅底骨折，明确诊断后再对症治疗，不可轻率动手。

八、搬法

用两手分别握住关节上下两部作被动屈伸活动。搬时须取得患者密切配合，不能猛力硬搬。此法在于巧力不在于猛力(图 2-4-8)。

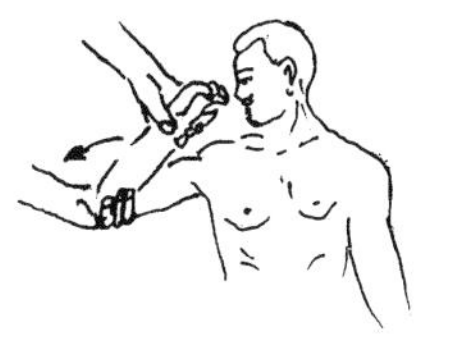
图 2-4-8　搬法

治疗范围：是整复骨折和关节错位的一个辅助手法，也用来检查复位情况，常用以恢复关节功能。

九、摇法

握关节远端作各方向的旋转活动，使粘连分裂，痉挛松弛，恢复强硬关节活动机能(图 2-4-9)。

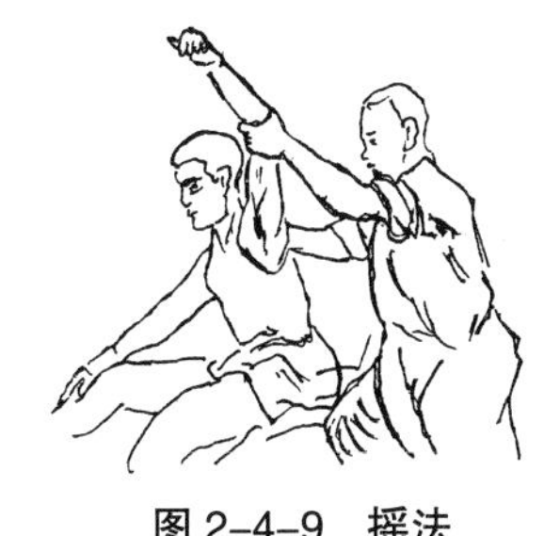
图 2-4-9　摇法

治疗范围：①四肢各关节错位、脱臼整复后检查复位情况；②陈旧性关节脱位(先麻醉，后施行摇法)；③骨折畸形连接(摇脱后，再复位)；④关节强硬有粘连。

十、挂法

挂法是几个手法连贯动作的敏捷手法，常用以整复杵臼关节脱臼(图 2-4-10)。

治疗范围：颞下颌关节和肩关节脱位。

十一、推转法

一手握骨折近端，另一手握其远端用力转动，推转方向与骨折旋转畸形方向相反，使骨折旋转错位回复原位（图 2-4-11）。

治疗范围：骨干骨折有旋转错位。

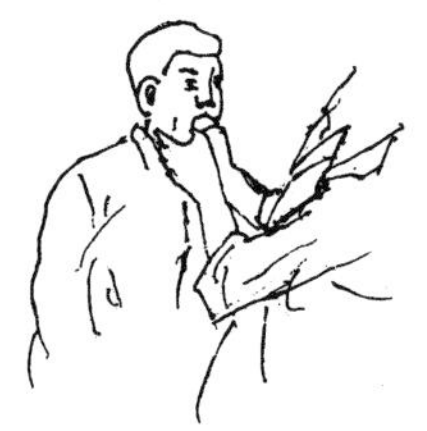

图 2-4-10　挂法

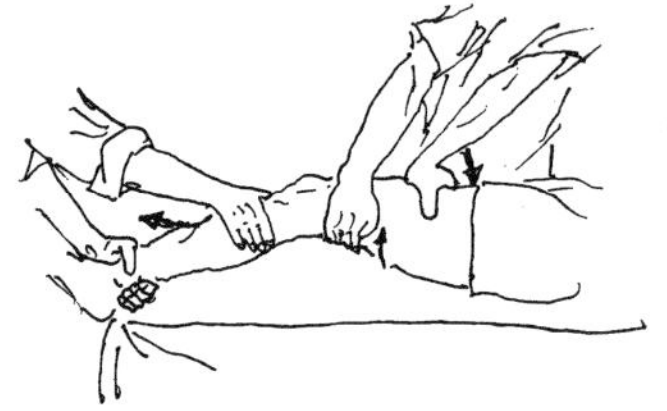

图 2-4-11　推转法

第五章　武当伤科的固定法

伤科固定法是武当道教医药伤科的重要疗法之一。由于它疗效显著,深受广大患者欢迎,为历代医学所重视。晋代葛洪著《肘后方》,对骨折固定有“裹折伤处,以竹片夹裹之,令遍病人,急缚,勿令转动”的记载。唐代蔺道人撰著了我国第一部伤科专书《理伤续断》,详述了夹缚固定法。他说:“凡夹缚,夏三两日,冬五三日解开,夹缚处用热水泡洗去旧药,洗时切不可惊动损处。凡夹缚杉木皮数片,周围紧夹缚,留开一缝,夹缚必三度。”清代吴谦编纂《医宗金鉴》的《正骨心法要旨篇》指出,夹板不仅有固定作用,且有“用辅手法之所不逮,以冀分复合,奇者复正”的矫形作用,还以图样表示各种固定器具,如通木、腰柱、裹帘、竹帘、杉篱、披肩、杉板、膝圈等。赵延海在《救伤密旨》中对夹固法更有详细的论述。他说:“手腕骨断,用杉木皮一大阔片,可托掌背过骨,其长短从臂骨中间起,至掌背拳尖高骨为则,杉木皮中间对腕骨处剐一横孔,令可伸屈,又用杉木皮数小片,如指面大,其长从臂骨起至掌边止,又两小片夹臂侧边者,略长半寸,各用布束定,用左绑纯五部编之,将两部缚其托掌,背大甲,并两侧小夹梢。”

综上所述,夹缚固定原材料,因地而异,有竹有木。固定器具很完整,有适应全身各部的多种用具。夹板只是其中的一种，而夹板样式有宽有窄，有长有短，既有夹固伤部的“小片”，又有支托伤肢的“大甲”。折伤处“勿令转动”，有利骨折愈合，关节处“令可伸屈”，有利功能恢复。这些理论非常科学，对临床实践具有重要指导意义。

在前人医疗经验基础上，作者根据人体各部的解剖特点，改造、创造了一些灵便适用的夹固器具。如铁丝托板可随需要塑形，既可加强骨折固定，又便于关节活动，为动静结合创造了条件。夹板原料，可从自然资源的实际情况出发，因地制宜，就地取材，如树皮、竹类、木料、纸板、三层板、金属板、皮革、金属等都可作为夹板原料。取材时，要考虑经济和效用两个因素。如黄柏皮夹板，不仅有固定作用，还可清热消炎，即使擦伤皮肤，也不易感染，夏季使用更为适宜，但原料缺乏，我们已不多采用，而常用的是柏木板或三层木板。

武当道教医药伤科医生常用柳木塑形夹板，制作工艺虽较复杂，但临床使用较为灵便，我院使用多年。但南方柳木较少，将拟改用杉树皮或其他木材。

作者的这套夹固器具有以下特点：①原料随地可取；②制作工艺简单；③便于应急使用；④在设备简陋条件下，如边远地区或战时等特殊情况下，也能开展伤科治疗。所以，本书对这套夹固器具的形态和功用，将作详细介绍。

第一节　器具种类

一、压板和棉垫

1. 压板：用木板或纸板制成，长 3～10 厘米，宽 1～4 厘米，常用于骨折移位的突起处，骨折无移位及未整复者不用，须与棉垫重叠使用。

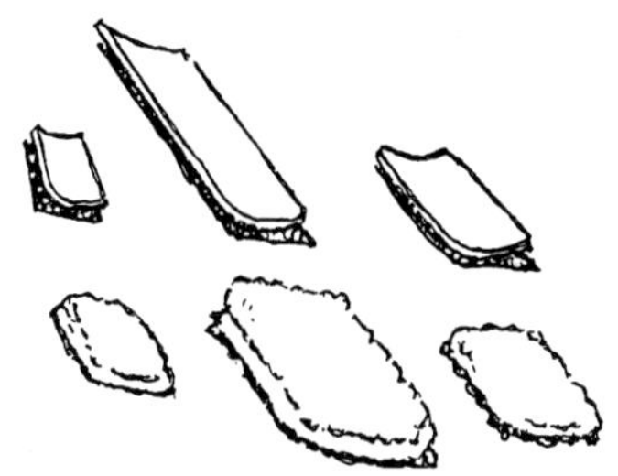

图 2-5-1　压板的棉垫

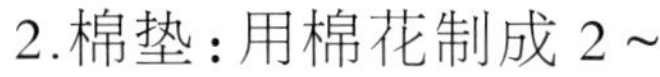

2.棉垫：用棉花制成 2～5 厘米的方形或长方形垫，厚度随伤部肌肉厚薄和骨折移位程度而定；用于骨折移位较轻者，或与压板合用。(如图 2-5-1)

二、夹板

局部的夹板的厚度为 0.3～0.6 厘米，其长短宽窄不等，必须因人因部位而异。人高者稍长，矮者稍短，胖人稍宽，瘦人稍窄。一般是肢体内侧板稍短，外侧板稍长；肢体屈曲时，屈曲侧的夹板稍短，而肢体直时屈曲侧的夹板则不须变短。但夹板长度以不超过骨折之骨的长度为限。(如图72)

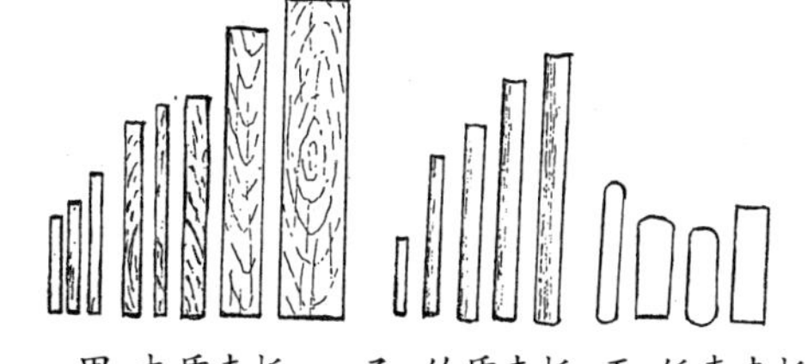

图 2-5-2　夹板

其作用有二：一起固定作用，保持已整复的骨折和关节不再发生错位；二起矫形作用，根据杠杆原理，与压板、棉垫合用，可矫正成角或侧方错位的残余部分。矫正侧方移位时，一定要在没有重叠的情况下才能生效。

三、托板与支架

1.铁丝托板：用粗铁丝制成框架，其间网以细铁丝，用纸包裹,再套以纱布套即成。规格一般长 15～20 厘米，宽 4～15 厘米,根据需要选用。主要作用是支托伤肢，常与压板、夹板同时应用;可随需要而弯伸塑形，轻巧方便,用途甚广。(如图 2-5-3)

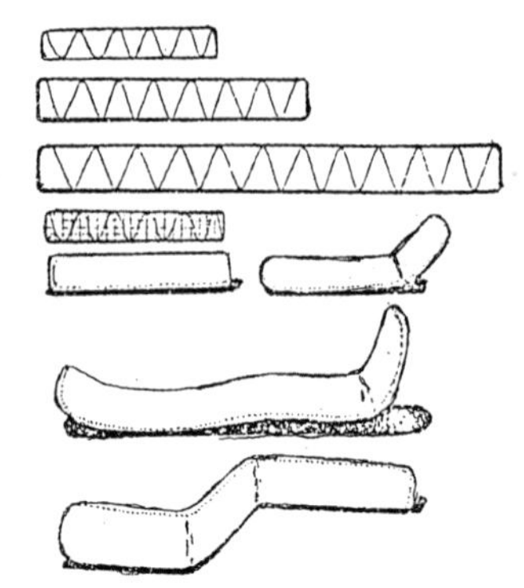

图 2-5-3 钢丝插板

2. 直角托板:主要用于小腿和足部骨折、脱位。分为活动的与固定的两种。(如图 2-5-4)

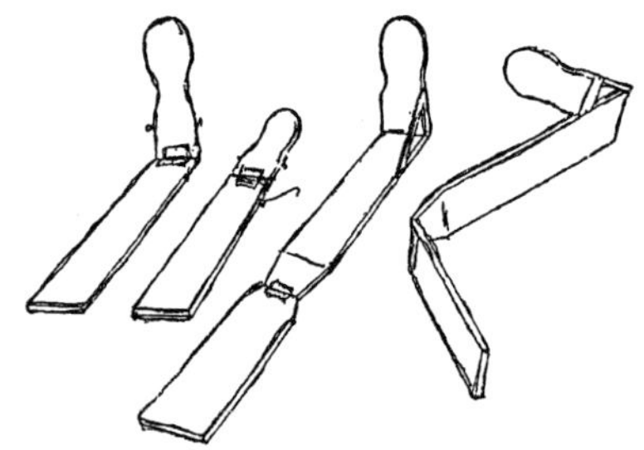

图 2-5-4 直角托板

3. 支架:专用于肱骨颈骨折的内收型,将伤肢固定在外展位,抵制内收动作，以免断端复发移位。(如图 2-5-5)

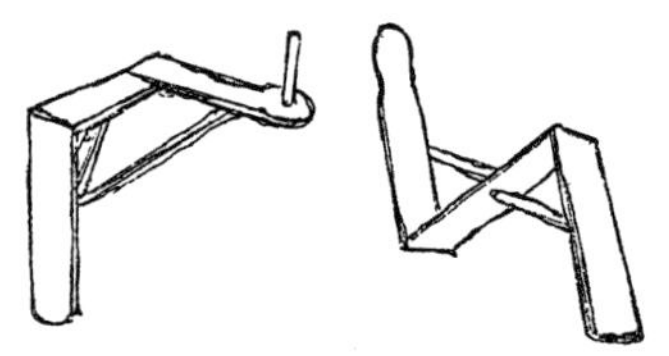

图 2-5-5 支架

四、脊柱固定器具

1. 钢背架:先用钢条制成架,再用皮革包裹而成,用于脊柱骨折、脱位等。

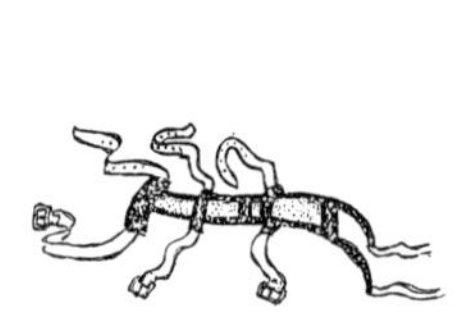

甲:正面观

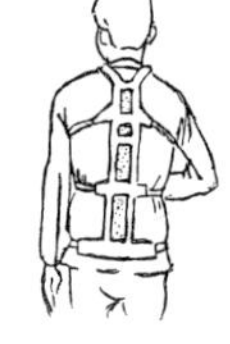

乙:固定后

图 2-5-6 钢背架

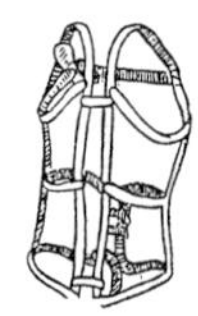

甲:背面观

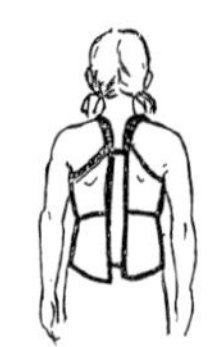

乙:固定后

图 2-5-7 椭圆形钢背架

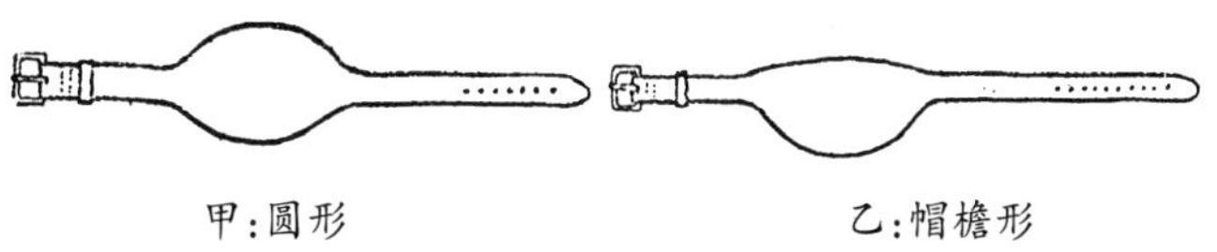

图 2-5-8　皮腰围

2.皮腰围:用质地坚实的厚皮制作,用于腰骶部损伤。(如图 2-5-8)

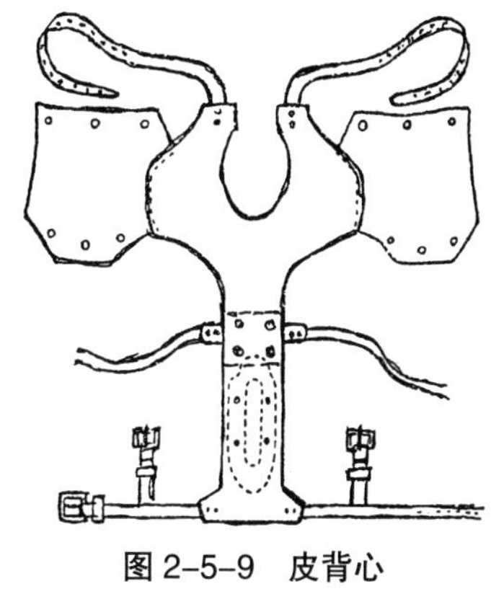

图 2-5-9　皮背心

3. 皮背心：用牛皮制成，腰椎和肩锁关节移位时用，锁骨骨折时也用。(如图 2-5-9)

4.竹连环板:取同样大小的竹片两块,宽 2～3 厘米，长度视病人腰段脊柱而定，一般约 20 厘米。在两竹片内穿数孔，用细带穿过诸孔将二竹串连起来,两竹片相距 1.5 厘米。竹片两端各系二条对称的布带，以作固定之用。固定时,椎骨应在连环板两竹片之间,上端的两条系带绕过肩部在腋下打结，下端两条系带在腰部打结常用于腰椎压缩骨折患者。(如图 2-5-10)

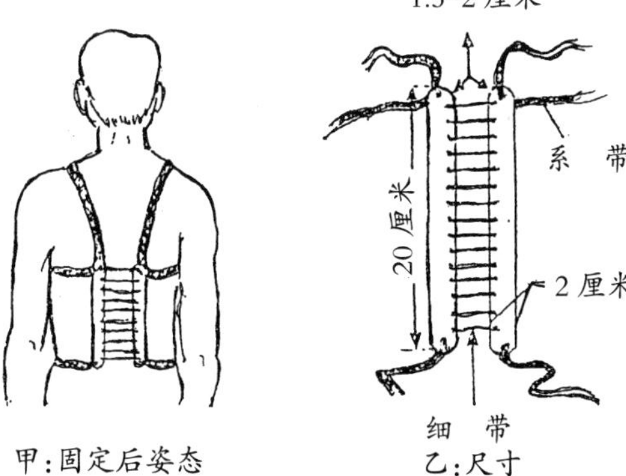

图 2-5-10　竹连环板

五、其他用具

1.膝圈：髌骨骨折的专用器具。膝圈内径 7 厘米，用系带捆扎。(如图 2-5-11)

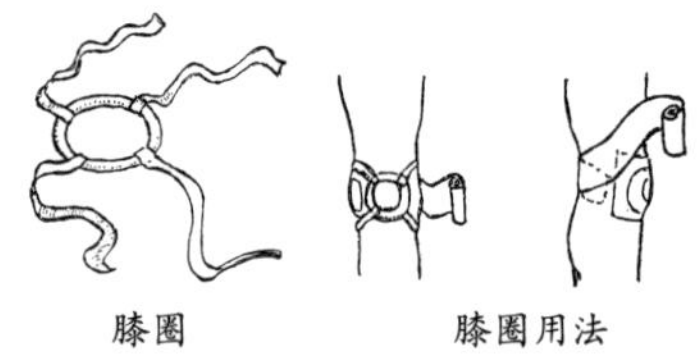

图 2-5-11　其他用具

2.棉包：垫置在腋窝或腘窝处，防止神经血管受压。

3.绷带、三角巾、窄布带、纱布、胶布、棉花、沙袋等，都是夹缚固定必需品。

第二节　四肢骨折脱位的固定要领

这里只扼要介绍两点，关于固定的详细内容，参阅以后各章具体操作。

一、压板和棉垫用法

骨折轻度成角和侧方移位时，只用棉垫，不用压板。骨折移位严重时，只用棉垫，压力不够，需增用压板，用胶布把它们粘合在一起，棉垫变为压板的内衬物，以免压力过大压伤组织。然后，用胶布把它贴在骨凸处的内层绷带上。骨折无移位或未整复时，则不用棉垫和压板。

二、夹板数量

根据部位和骨折脱位程度，夹板可多可少，甚至不用。肱骨、桡尺骨、股骨骨折，一般用四块夹板置于伤 侧。小腿骨折用五块夹板，后、内、外侧各一块，胫骨前嵴两侧和一块窄板。腕舟骨骨折、指骨骨折和脱位只用一块夹板。前臂柳枝骨折，在掌、背侧各放一块夹板即可达到固定目的。肱骨嵌入骨折无明显移位者和肘关节单纯后脱位时，可不用夹板，仅用铁丝托板即可。

第六章　武当伤科常用秘方

一、武当伤科万应膏(《伤科方术秘笈》)

用于跌打损伤、脱位、骨折初期、局部红肿疼痛、疮痈初起尚未化脓者。

生山栀、生大黄各150g,木瓜、蒲公英各60g,土元、制乳香、制没药各30g,天花粉、当归各20g,研细面,用鲜山药捣膏或蜂蜜调膏外敷患处。

二、武当伤科迷昏散(《伤科方术秘笈》)

用于骨折、脱位复位前服用、复位不痛,亦可用于跌打损伤剧痛难忍者。此药有毒,用时特慎。

生麻黄、细辛、姜黄、生川乌、生草乌各10g,洋金花、闹羊花各20g,共研细面,成人每次服1.5g,开水送服,欲解时,用生甘草30g煎服。

三、武当三丰骨康膏(师授方)

用于骨折、骨髓炎、骨折后、骨痂不生长,新、旧骨折要求对位、对线良好者。

骨碎补24g、五加皮24g、制乳香12g、制没药12g、血竭6g、麝香1g、活肉鸽一只。捣膏外敷患处。

四、武当伤科寻伤散(师授方)

用于骨折。伤处不明服用此药,伤者自感药力习习往来,自头寻伤至双手、双足,周身一遍,若遇骨折处则飒飒有声。

乳香、没药、苏木、降香、川乌(制)、松节各10g,自然铜(制)30g,地龙、水蛭、血竭、龙骨(白色)各15g,大螃蟹2只、土狗10只,共研细,每日服2次,陈酒送服。

五、消瘀止痛膏(笔者师传经验)

用于骨折伤筋,初期肿胀疼痛剧烈,能消瘀、止痛。一般用于皮肤未破而局部损伤者。

生木瓜30g、生栀子30g、生大黄15g、蒲公英60g、地鳖虫30g、乳香30g、没药30g,共研细末,饴糖或凡士林调膏敷患处。

六、接骨续筋膏(笔者师传经验)

适用于一切骨折、骨碎及筋断、筋裂等严重筋骨损伤症之中期,能接骨续筋。

自然铜、荆芥、防风、五加皮、皂角、茜草、川断、羌活、独活各12g,乳香、没药、桂枝各60g,白及、血竭、硼砂、螃蟹末各120g,骨碎补60g、细辛60g、辽刁竹60g、红花60g、赤芍60g、活地鳖虫60g,共为细末,饴糖或蜂蜜调敷患处。

七、万灵膏(《正骨心法要旨》)

主治跌打损伤,能消瘀散毒,舒筋活血,止痛接骨,兼去麻木风痰、寒湿疼痛等症。

伸筋草、透骨草、紫荆皮、当归、自然铜、没药、血竭各30g,川芎24g、赤芍60g、半两古铜钱一枚(醋淬),红花30g,川牛膝、五加皮、石菖蒲、茅术各15g,木香、秦艽、蛇床子、肉桂、附子、半夏、石斛、萆薢、鹿茸各10g,麝香6g,除血竭、没药、麝香各研末另包外,余药先用麻油5kg,微火煨浸三日，然后熬黑为度，去滓，加黄丹 2.5kg，再熬至滴水成珠，离火，候少时药温，将血竭、没药、麝香下入，搅匀取起，去火毒，制膏药烘热贴伤处患处。

八、武当外用接骨膏（笔者师传经验）

主治骨折、骨碎及经络扭伤。

骨碎补、血竭、硼砂、当归、乳香、没药、川断、大黄、自然铜、地鳖虫各等份，共为细末，饴糖或凡士林调敷。

九、武当跌打丸

治跌打损伤，筋断骨折，瘀血攻心等症。

当归 30g、地鳖虫 30g、续断 30g、川芎 30g、血竭 30g、大螃蟹粉 30g、没药 30g、麻黄 60g、自然铜 60g、乳香 60g、麝香 3g，共研细末蜜丸，每丸重 6g。每服一至二丸。

十、活血止痛汤（《伤科大成》）

有活血定痛之功。

当归、川芎、乳香、苏木、红花、没药、地鳖虫各 10g，三七 6g、赤芍 20g、陈皮 10g、落得打 15g，水煎服。

十一、复元活血汤（《伤科汇纂》）

治损伤积血，胁下作痛，甚者大便不通，能去瘀生新，为伤科常用方。

柴胡、花粉、归尾、山甲、桃仁、红花各 10g，大黄 6g、甘草 5g，水煎服。

十二、新伤续断汤（笔者师传经验）

适用于新伤，骨折初中期。

归尾 12g、地鳖虫 6g，乳香、没药各 30g，自然铜（醋煅）12g、丹参 10g、骨碎补 15g、泽兰叶 10g、延胡索 15g、苏木

10g、续断 15g、桑枝 15g、桃仁 6 g，水煎服。

十三、七厘散(《良方集腋》)

跌打损伤，遍身肿痛，骨折筋断，能散瘀活血，消肿止痛。

朱砂 3g、冰片 1g，乳香、没药、红花各 10g，麝香 1g、血竭 32g、儿茶 10g，共为细末，每服 1～2g。

十四、黎桐丸(《正骨心法要旨》)

治跌打损伤，瘀阻气滞，剧烈疼痛，或瘀血攻心，不省人事及一切无名肿毒、昏困欲死等症。

牛黄、冰片、元寸各 7g，阿魏、雄黄各 30g，大黄、儿茶、三七、天竺黄、血竭、乳香、没药、藤黄(隔汤煮十数次，去乳沫，用山羊血 15g 拌晒，如无山羊血，以家羊血代之)各 6g，共为细末，将藤黄化开为丸如芡实大，若干，稍加白蜜，外用蜡皮封固。内服用无灰酒送下，外敷用茶卤磨涂。

十五、接骨片(武当秘传经验方)

用于骨折中期，瘀渐化，肿渐退，有接骨续筋之功。

骨碎补、自然铜、地鳖虫、当归、元胡索等份，研末，制成片剂，日服 3 次，每次 5 片(约 2g)。

十六、接骨丹(又名夺命接骨丹，经验方)

主治各种骨折、骨碎，服之能使断骨迅速接续。

归尾 12g，乳香、自然铜、骨碎补、桃仁、大黄、雄黄、白及各 30g，血竭、地鳖虫、三七、赤芍、红花、儿茶各 15g，麝香 1g、朱砂 6g、冰片 6g，上药共为细末，水蜜为丸，每次用 2g，日服 3 次。

十七、续骨活血汤(武当秘传经验方)

功能续骨活血，祛瘀止痛。主治骨断、骨碎。

当归尾、赤芍、白芍、生地、红花、地鳖虫、骨碎补、煅自然铜、川续断、落得打、乳香、没药各6～10g，煎汤内服。疼痛严重者加三七末冲服，吐血者加藕节、茜草等药。

十八、太乙骨折丸（武当秘传经验方）

理气活血，续筋接骨，用于跌打损伤、筋骨断裂。

炒蛋皮粉60g、无名异60g、焙旱公牛蹄32g、紫河车32g、甜瓜子32g、醋自然铜16g、广皮15g、炒马前子3g，共为细末，炼蜜为丸，每丸10g，日服2～3丸。

十九、续断补筋片（武当秘传经验方）

治骨折伤筋后期。

丹参、牛膝、熟地、红花、川断、制首乌、白术、当归、木瓜、补骨脂、五加皮、鹿角粉、猴骨粉各等份，研细面，制片服。

二十、健步虎潜丸（《伤科补要》）

治跌打损伤，血虚气弱，下部腰胯膝腿疼痛，筋骨酸软无力，步履艰难。

龟板胶、鹿角胶、黄狗骨、制何首乌、川牛膝、杜仲、锁阳、当归、熟地、威灵仙各100g，黄柏、人参、羌活、白芍、白术各50g，大川附子45g，共为细末，炼蜜为丸，每服10g，空心淡盐汤送下，冬日淡黄酒送下。

二十一、生血补髓汤（《伤科补要》）

为扭挫伤筋及脱臼复位后，补虚调理之剂。

生地、白芍、川芎、黄芪、杜仲、五加皮、牛膝、红花、当归、续断各10g，煎汤内服。

二十二、桃花散(《外科正宗》)

用于创伤止血。

风化石灰500g、大黄260g,二味同炒,石灰色发红,放地上去火毒,筛去石灰,留大黄,研细,撒伤处。

二十三、九一丹(《医宗金鉴》)

长于提脓去腐。

熟石膏90g、三仙丹10g,共研极细末,撒于伤口,外盖膏药或药膏。

二十四、七三丹(验方)

提脓拔毒去腐,用于结核及骨髓炎创面。

熟石膏70g、三仙丹30g,共研细末。

二十五、黑虎丹(验方)

祛瘀消肿散坚,用于肌肉坚硬、筋骨发炎等(皮破不用)。

冰片15g、炉甘石60g、轻粉30g、炙山甲30g、炙没药30g、炙乳香30g、孩儿茶30g、麝香15g、五倍子30g、腰黄80g、炙全蝎40只、炙大蜘蛛80只、炙蜈蚣40条。上药依法炮制和匀共研细末,三黄油膏等随症使用,将此药末撒于膏药或敷药上面,敷贴患处。

二十六、生肌八宝丹(武当秘传经验方)

生肌收敛。

煅石膏25g、炙象皮30g、东丹10g、龙骨10g、轻粉30g、血竭10g、乳香10g、没药10g,研成极细末,外敷于创口。

二十七、丁桂散

能散寒祛风，温经通络。

丁香、肉桂等份，共研细末，加在膏药上，烘热后贴患处。

二十八、四生散（武当秘传经验方）

能温经通络，搜风祛湿，有局部止痛之功。

生川乌、生草乌、生南星各 6g，生半夏、细辛各 3g，共研为细末，加在膏药上或用酒调敷。

二十九、舒筋药水（武当秘传经验方）

治经络挛缩、筋骨酸痛、风湿麻木。

生草乌、生川乌、羌活、生半夏、生栀子、生大黄、生木瓜、路路通各 120g，生蒲黄、樟脑、苏木各 90g，赤芍、红花、生南星各 60g，白酒 10kg、米醋 2.5kg，药在酒醋中浸泡 7 天，严密盖闭，装入瓶中备用。患处热敷或熏洗后，用棉花蘸本品在患处轻擦，日擦三五次。

三十、经灵酒（武当秘传经验方）

能活血止痛消肿。

生当归 60g、红花 30g、花椒 30g、肉桂 60g、樟脑 15g、细辛 15g、干姜 30g，用 95%酒精 1kg 浸泡 7 天后加清水 100g 备用，每日用棉花蘸酒在患处揉擦 2 次，每次擦药 10 分钟。

三十一、茴香酒（武当秘传经验方）

治一切扭挫伤肿痛。

茴香 15g、丁香 3g、樟脑 15g、红花 10g，用白酒 500g 温浸，去渣取酒，用棉花蘸酒涂伤处，用手法揉擦。

三十二、伤油膏（武当秘传经验方）

在用手法按摩时，以指蘸药，在患处揉擦，可起局部止痛、活血、消肿作用。

血竭60g、红花60g、乳香60g、没药60g、儿茶30g、白蜡60g、冰片6g(后入)、香油1.5kg。上药共为细末,后入冰片再研,将共溶化于炼过的油内,再入白蜡收膏。

三十三、活络油膏(武当秘传经验方)

治伤筋结块。

红花、没药、白芷各60g,当归240g、白附子30g、钩藤120g,紫草、栀子各60g,黄药子30g,甘草、刘寄奴、丹皮60g,梅片10g、生地240g,乳香、露蜂房各60g,大黄120g、白药子30g,上药置大铁锅内,再放入麻油4.5kg,用文火将药炸透,过滤去渣,再入锅内武火烧熬,放黄蜡1.5kg、梅片60g,用木棍调匀均成膏装盒。用手指蘸药膏擦患处。

三十四、散瘀和血汤(《正骨心法要旨》)

治一切碰撞损伤,瘀血积聚。

番木鳖、红花、生半夏各15g,骨碎补10g、甘草10g、葱须30g,水五碗煎滚,入醋100g,再煎十数滚,熏洗患处,一日十数次。

三十五、海桐皮汤(《正骨心法要旨》)

治一切碰撞跌打损伤,筋伤骨错,疼痛不止。

海桐皮、透骨草、乳香、没药各6g,当归5g、川椒10g,川芎、红花各3g,威灵仙、白芷、甘草、防风各2g,共为细末,装布袋内,扎口煎汤,熏洗患处。

三十六、四肢损伤熏洗方(笔者经验方)

利关节,温经通络,活血祛风。

伸筋草30g、透骨草30g、香樟木30g、甘松10g、山柰

10g。

三十七、上肢损伤洗方（笔者经验方）

治上肢骨折、脱臼、扭挫伤后经络挛缩、酸痛不止，能活血舒筋。

伸筋草15g、透骨草15g、荆芥10g、防风10g、千年健12g、刘寄奴10g、红花10g、桂枝12g、苏木10g、威灵仙10g、川芎10g，水煎熏洗，每日洗2~3次，每贴药可洗1天。

三十八、下肢损伤洗方（经验方）

治下肢损伤骨折、脱臼后经络挛缩、强直酸痛不止，能活血舒筋。

伸筋草15g、透骨草15g，五加皮、三棱、莪术、秦艽、海桐皮各12g，牛膝、木瓜、红花、苏木各10g，水煎，熏洗患处。

三十九、风寒砂

治腰腿疼痛、风湿性关节疼痛，能祛风散寒。

麻黄、归尾、附子、透骨草、红花、干姜、桂枝、牛膝、白芷、荆芥、防风、木瓜、生艾叶、羌活、独活各等份，用醋水各半，将药熬成浓汁，再将铁生砂炒红后搅拌药汁制成风寒砂。用时加醋约25g，装入布袋内，自然发热，敷在患处。如太热时可稍移动。

四十、正骨烫药（经验方）

能活血舒筋。

当归、羌活、红花、白芷、乳香、没药、骨碎补、川断、防风、木瓜、川椒、透骨草各12g，加醋拌潮诸药装入布袋，放于蒸笼内，蒸热后敷在患处。

四十一、烫药方（经验方）

治腰腿疼痛，风湿麻木。

荆芥、防风各 6g，桂枝、透骨草各 10g，羌活、独活各 6g，海桐皮 10、川椒 10g、桑枝 10g、防己 10g，共为末，另用大青盐 50g，与药末共炒热，装布袋内扎口，烫局部伤处。

四十二、桃仁承气汤（《外科补要》）

治损伤血滞于内作痛，或腹痛、胁痛，或发热发狂等症。

桃仁、大黄、芒硝、桂枝、甘草各 10g，煎汤内服。

四十三、鸡鸣散（《外科补要》）

从高坠下及木石所压，胸腹等部瘀血凝积，痛不可忍。

归尾 15g、桃仁 10g、大黄 30g，酒煎取药汁，鸡鸣时服，至天明攻下瘀血即愈。（在临证时剂量根据体质不同加以调整）。

四十四、大成汤（《外科正宗》）

治自高坠下，不损皮内，瘀血流注脏腑，昏沉不醒，二便秘结。

当归、苏木、红花、木通、枳壳、厚朴、大黄、朴硝、陈皮各 10g，甘草 6g，煎汤内服。

四十五、活血化瘀汤（经验方）

治一切新伤、瘀阻肿胀疼痛。

当归尾、赤芍、桃仁、防风、延胡索、黄芩、半夏各 10g，陈皮、川芎各 6g。水煎服。

四十六、柴胡疏肝散（《景岳全书》）

治跌打损伤所引起的胸胁内伤、瘀滞作痛。

制香附、柴胡、陈皮、枳壳、白芍、川芎各 10g，甘草 6g，水煎内服。

临证常加用木香、延胡索等药。

四十七、顺气活血汤(《伤科大成》)

治损伤气滞、胸腹胀满作痛。

苏梗、厚朴、枳壳、砂仁、归尾、红花、木香、赤芍、桃仁、苏木、香附各 10g，水、酒各半煎服。

四十八、清心药(《疡医准绳》)

治打扑外损、骨折脱臼、刀斧砍伤等及肚皮伤破肠出者。

当归、川芎、赤芍、生地黄、黄芩、黄连、连翘、丹皮、栀子、桃仁各 10g，甘草 6g，水酒各半煎服。

四十九、十灰散(《十药神书》)

治嗽血、吐血、咯血、呕血。

大蓟、小蓟、荷叶、侧柏叶、茅根、茜根、山栀、大黄、丹皮、棕榈皮、各等份烧灰，吞服 3～6g，或包煎 10～12g。

五十、和营止痛汤(《伤科补要》)

为活血通经止痛、祛瘀生新之剂。

赤芍、归尾、川芎、苏木、陈皮、乳香、桃仁、续断、乌药、没药各 10g，木通 6g、甘草 5g，煎汤内服。

五十一、定痛和血汤(《伤科补要》)

治挫扭伤后瘀血不散，有定痛和血之功。

当归、红花、乳香、没药、五灵脂、川断、蒲黄、秦艽、桃仁各 10g，水酒各半煎服。

五十二、舒筋活血汤(《伤科补要》)

主治经络、筋膜、筋腱损伤,为伤筋中期及脱臼复位后调理之剂。

羌活、防风、荆芥、独活、当归、续断、青皮、牛膝、五加皮、杜仲、红花、枳壳各10g,煎汤内服。

五十三、活血舒筋汤(经验方)

治疗伤经与错筋、筋挛、关节肿痛不舒等症。

归尾、赤芍、片姜黄、伸筋草、松节、海桐皮、落得打、路路通、羌活、独活、防风、续断各10g,甘草6g,上肢加用川芎、桂枝,下肢加用牛膝、木香,痛甚者加乳香、没药,水煎内服。

五十四、四君子汤(《和剂局方》)

治一切阳虚气弱,脾胃虚弱,胸中痞满,饮食少思,大便不实,脉来细软,为补气、养心、益脾胃之基础方。

人参10g,云茯苓、白术各15g,甘草10g,煎汤内服。

五十五、四物汤(《局方》)

治一切血虚,日晡发热,烦躁不安者,均宜服用,为损伤血证通用之剂。

当归、川芎、白芍各15g,生地20g,煎汤内服。瘀血多加桃仁、红花,称为桃红四物汤。痛甚加乳香、没药。

五十六、八珍汤(《正体类要》)

治损伤后气血两虚,系由四物汤合四君子汤而成,为气血兼补之剂。

人参、白术、茯苓、甘草、当归、熟地、川芎、白芍各10g,煎汤内服。

五十七、补中益气汤(《脾胃论》)

治跌打损伤，元气亏损，气血虚弱，不能生肌收敛。或兼饮食劳倦，头痛身热，烦躁作渴，自汗倦怠，饮食少思等症。

黄芪 8g、人参 3g、白术 3g、甘草 2g、当归 2g、陈皮 2g、柴胡 2g、升麻 2g，姜、枣煎汤内服。

五十八、归脾汤(《济生方》)

治跌仆等症，气血损伤，或思虑过度，劳伤心脾，血虚火动，夜寐不安，或怠惰嗜睡，怔悚惊悸，自汗盗汗，大便不调，或血上下妄行。

白术 10g、黄芪 20g、茯神 10g、人参 10g、远志 10g、木香 10g、甘草 6g、枣仁 15g、当归 15g、桂圆 15g，姜、枣煎汤内服。

五十九、壮筋养血汤(经验方)

有活血壮筋之功，为损伤经络后调理之剂。

白芍、当归、川芎、红花、生地、怀牛膝、丹皮、续断、杜仲各 10g，煎汤内服。

六十、左归丸(《景岳全书》)

治真阴肾水不足，精髓内亏，腰酸腿软，头昏眼花，寒热往来，自汗盗汗。

熟地 250g，山药、萸肉、枸杞、菟丝子、龟板胶、鹿角胶各 125g，川牛膝 90g，共为丸，食前服用 10g。

六十一、右归丸(《景岳全书》)

治元阳不足，或劳伤过度，而致神疲气怯，心跳不宁，四肢无力。

熟地250g，山药、萸肉、枸杞、菟丝子、杜仲、鹿角胶各125g，当归90g，附子、肉桂各60g，共为丸，每服10g。

六十二、麻桂温经汤(《伤科补要》)

治伤后着寒，或陈伤而有风湿兼症，专能通经活络祛瘀。

赤芍、麻黄、桂枝、红花、白芷、细辛、桃仁各6～10g，甘草5g，煎汤内服。

六十三、大活络丹(《兰台轨范》

治一切中风瘫痪，痿痹痰厥，拘挛疼痛，痈疽流注，跌打损伤。

白花蛇、乌梢蛇、威灵仙、两头尖、草乌、天麻、全竭、首乌、龟板、麻黄、贯众、炙草、羌活、官桂、藿香、乌药、熟地、大黄、木香、沉香以上各6g，细辛、赤芍、没药、丁香、乳香、僵蚕、天南星、青皮、骨碎补、白蔻、安息香、黑附子、黄芩、茯苓、香附、玄参、白术各30g，防风80g，葛根、虎胫骨、当归各45g，血竭、地龙、犀角、麝香、松脂各15g，牛黄、片脑各5g，人参90g，共为细末，炼蜜为丸，金箔为衣，每丸3g。

六十四、小活络丹(片)(《局方》)

主治跌打损伤，瘀血停滞，寒湿侵袭经络作痛，肢体不能屈伸。能温寒散结，活血通络。

天南星、川乌、草乌、地龙各200g，乳香、没药各70g，为细末，面和丸，开水吞服，或四物汤化下。

六十五、独活寄生汤(《千金方》)

治腰脊损伤后期，风湿痹痛，能益肝肾，补气血，祛风湿，止痹痛。

独活、桑寄生、杜仲、牛膝、细辛、秦艽、茯苓、桂心、防风、川芎、人参、甘草、当归、白芍、干地黄各10g，煎汤内服。

六十六、温经通络膏（经验方）

主治骨与关节经络损伤，兼有风寒湿外邪者，或寒湿伤筋，或陈伤劳损等症，以致骨节酸痛、经络不利者。

乳香、没药、血竭、麻黄、樟脑、马钱子各25g，共为细末，饴糖或蜂蜜调敷。

六十七、三色敷药（经验方）

能消肿止痛，续筋骨，利关节，治湿寒痹痛。

黄荆子（炒黑）250g、紫荆皮（炒黑）250g，全当归、五加皮、木瓜、丹参、羌活、赤芍、白芷、片姜黄、独活各60g，甘草18g、秦艽30g、天花粉60g、怀牛膝60g、川芎30g、连翘24g、威灵仙60g、木防己60g、防风60g、马钱子60g，共研细末，用蜂蜜或蛋清调膏外敷伤处。

六十八、膜韧膏（经验方）

通用于跌打损伤初、中、后期，有活血舒筋、消肿止痛、祛寒通络等功效。

白凤仙花、生栀子、细辛、红花、羌独活、当归、制乳没、苏木、樟脑各200g，生甘草、公丁香、血余炭、生石膏、山柰各300g，红粘谷子300g、血竭50g，均研细末，饴糖调敷。

六十九、清营退肿膏（经验方）

治骨折伤筋初期，红肿痛。

生大黄60g、生川柏30g、黄芩30g、东丹30g、天花粉30g、滑 石30g、芙蓉叶60g，共为细末，凡士林调敷。

七十、养筋健骨汤(经验方)

治筋骨损伤中、后期，腰膝酸软，以及陈伤后遗关节欠利、掣痛。

党参20g、当归20g、赤芍15g、骨碎补15g，补骨脂、泽泻各10g，鹿角霜12g，陈皮、白术各6g。

七十一、消肿膏(经验方)

治新伤骨折伤筋、血肿、焮红胀痛。

大黄、白芥子、广皮、生地、黄柏、乌药、熟石灰、血竭、儿茶各10g，川乌、木鳖子、半夏、白及、骨碎补、丹参、红花、南星、自然铜、降香、赤芍、黄芩、香附各15g，木香、乳香、桃仁各12g，刘寄奴、栀子、当归各15g，以上共研末，以鸡蛋清或饴糖调成糊状，敷于患处。

七十二、壮筋祛风片(经验方)

治软组织损伤后遗酸痛。

刘寄奴、当归、赤芍、红花、狗脊、首乌、细辛、牛膝等。

七十三、筋风丸(经验方)

治一切陈伤风寒疼痛。

当归、川芎、防风、细辛、桂枝、五加皮、虎骨、羌活、独活、秦艽、肉桂、杜仲、天麻、威灵仙各等份，共为细面，炼蜜为丸。

七十四、补肾壮筋汤(《伤科补要》)

能调补肝肾、强壮筋骨，伤科常用以治肾经虚损之习惯性脱臼及伤筋后期。

熟地、当归、牛膝、山萸、茯苓、川断、杜仲、白芍、青皮、五加皮，煎汤内服。

七十五、大活络汤（经验方）

活血通络，治四肢关节游走疼痛以及损伤后期筋骨酸痛。

制川乌、制草乌、羌活、独活、五加皮、防风、党参、升麻、当归、赤芍、陈皮各 6g。水煎汤内服。

七十六、武当秘制铁弹丸（师授方）

用于跌打损伤，新、旧劳损，风寒湿痹及颈椎病，腰椎病。有严重心脏病、肾脏病、肝脏病、孕妇等患者，应在医师指导下使用。

制川乌、制草乌、五灵脂、制乳香、制没药、薄荷冰、麝香，共研细面，炼蜂蜜为丸，每丸至 6g，每次服 1 丸，每日服 3 次。

七十七、武当祖师方

用于跌打损伤、闪腰岔气、外伤疼痛难忍。

当归 20g、泽泻 20g、川芎 10g、苏木 10g、红花 10g、桃仁 10g、丹皮 10g，水、酒各半煎服。

七十八、万应红玉膏

麻油 750 毫升，鸡蛋黄 10 个（煮熟），胎儿发 10g，黄蜡、冰片各 16g，黄丹 200g。先将麻油煎极滚。下鸡蛋黄一枚，煎枯去之。十枚尽后，下胎儿发煎烊化以棉布滤净。再入黄蜡，待沫净离火，用槐枝搅，入黄丹、冰片稍冷入水浸一夜出火毒，将药膏收放瓷罐备用。凡遇破伤疮毒溃烂，以棉布摊贴伤处，配生肌散掺之。

七十九、枳马二仙丹(师授方)

治跌打损伤、筋断、骨折、痛不可忍者。

枳壳 250g、马前子 250g,用童便将二味药浸泡 49 天,每天换一次童便。浸泡后,再用长流水冲洗三天三夜,如法制成细末,每次用 0.5～0.8g。

第三篇

三关六节脱位的治疗

总论

三关者：分为上三关和下三关，上三关指肩、肘、腕，下三关指髋、膝、髁。六节是指上、下三关中的六个关节。

三关六节损伤可分为：脱位、骨折、体虚劳损、皮肉创伤。

脱位，即是构成关节的各骨端的关节面，因外伤或其他原因失去了正常的连接关系，彼此不能自行恢复其原来位置者，称为脱位，或者称为脱臼。

武当伤科认为，构成关节两端的关节面失去了原来的正常位置，称为"脱位"与"错位"。错位与错缝是指关节面正常位置改变的程度不同而言。脱位是指关节中有一端骨头离开了关节囊，两端关节面完全失去了连接。错缝是关节中的两端，骨头仍都在关节囊内，只是关节面间缝的解剖位置发生了改变，脱位常见三关六节中的肩、肘、腕、髋、膝、髁，错缝常见腕、踝及躯干骨关节。

手法治疗上要求："从哪儿脱出来，必须从哪送回去"，认为不论何处、何形的锐位与错缝，有其出路，必有其回路。医生必须先查清出路，心中明白其回路，掌握熟练的手法，有深厚的功夫，在病人骤然不知的情况下达到复位的目的。

药物治疗上采用外擦、外敷与内服药相结合，以解痉止痛，消肿强筋为主。药方多以本门派历代祖传方为主，有时也选用民间土方、土法及武当山中的草药方。

一、练功治疗法

凡脱位复位及固定后，一切没有被固定的关节应尽早做主动功能锻炼。关节附近的肌肉亦要做主动收缩活动，防止肌肉萎缩，关节僵硬等并发症，并可增加局部血液循环，加速软组织损伤的修复，使之逐渐恢复到原来正常功能。

二、针灸治疗法

根据不同时期用不同的方法，受伤初期、局部肿胀较重，这时多采用瓷针点刺放血，以消肿。中期以复位固定，多以临近取穴或者循经取穴，后期可用温针或者火针，并讲究按子午流主取穴法取穴。

第一章 肩关节脱位的治疗

第一节 肩关节解剖特点

肩关节由肩胛骨上的关节盂和肱骨头组成的，它是一个典型的球窝关节，肱骨头大于关节盂 3～4 倍，肩关节外有比较松弛的关节囊，关节盂周围的关节缘来加深关节盂，对肩关节有加固作用，加固肩关节结构的还有喙肱肌和喙肱韧带、喙肱二头肌长腱。

由于肩关节连接骨的面大小相差很大，关节囊又比较松弛，韧带少而弱，所以坚固性较差。比较而言，肩关节的前、后侧、上侧均有肌肉、韧带及肌腱保护，而前下方则比较薄弱，所以肱骨头容易从此处脱出。

肩关节活动功能范围：前屈：90°，背伸 45°，内收：至体侧、外展：90°，内旋：80°，外旋：30°，高举：90°。了解了肩关节的这些正常功能的活动范围，在劳动、运动中就要避免这些功能范围外的活动。当然在擒拿格斗中，若能将敌方肩关节背伸超过 45° 以上，肱骨轴线方向予于一定力量，就可使其肩关节向前脱位。

第二节 肩关节脱位的临床表现

1.肩部明显肿胀、疼痛。

2.患肩倾斜下垂，健侧之手常托患侧前臂。

3.患侧手摸健侧肩时，肘部不能贴近胸肋部。患侧呈方形肩,触诊肩峰下有空虚感,在腋下可摸到肱骨头。

4.X 光拍片可确诊。

第三节 肩关节脱位的复位方法

一、坐位复位法

准备:令患者低坐于大方凳上,用武当经灵酒加热外擦伤处,并在患处作轻度按摩,解除肌肉的紧张。

手法:以所伤左肢为例,术者站于患者左侧,右脚踏在患者所坐的凳上,右膝顶于患者左腋窝,将伤肢外展 90°至术者身后,术者以左手从身后握其左腕,右手掌擒住患者左肩峰,右膝顶,左手拉,右手推,徐徐用力,然后右膝抵住患者左臂肱骨头,脚掌用力向上一顶,即可复位。

复位后固定:将肩关节置于内收、内旋位置,屈肘 70° ~90° ,伤处敷武当伤科万应膏,绷带固定上臂,三角巾悬吊前臂即可。

二、卧位复位法

准备:令患者仰卧床上,用武当伤筋药酒加热外擦患处,并在患处作轻度按摩,解除肌肉紧张。

手法:以伤右肢为例。术者面向患者,左脚立于伤肢一侧的床边,右臀部坐于床上,右腿伸直,脚跟置于患者右腋窝,紧贴胸壁用力蹬伸,并向外推其上臂上端,两手握患者伤肢手腕,在肩外旋、稍外展位置,沿伤肢纵轴方向缓慢而有力地牵拉,然后徐徐内收、内旋,利用足跟为支点的杠杆作用将肱骨头由关节盂下方挤入关节盂内。

复位后固定:将肩关节置于内收、内旋位置,屈肘

70° ~90° ,伤处敷武当伤科万应膏,绷带固定上臂,三角巾悬吊前臂即可。

三、梯上牵引法

准备:用上肢损伤洗方热敷患处半小时。术者以手握其臂作旋转内收、外展、前展、后伸之运动,活动范围由小到大,勿使患者感到疼痛,并嘱患者精神不要紧张,直达到肱骨头微有活动的感觉为度。

手法:将木梯斜靠于墙上,在较患者微高之梯蹬上置棉垫以绷带包扎好,患者立凳上,将患者脱位上肢跨于包好棉垫的梯登上,使患肢下垂,令一助手自梯下牵引患肢向下,听术者指挥用力。术者握住患者,与其第二助手将患肢向下牵引,并作旋转及内收动作,逐渐用力(且不可用力过猛,否则易发生骨折)持续牵引到10分钟,肱骨头可达关节盂。经检查认定确实复位后,可扶住患肢使患者离开木梯。

复位后固定:将患肢肘关节屈曲70° ,掌心向上,患处外敷武当伤科万应膏,绷带包扎固定,三角巾悬吊患肢于胸前。

注意:坐位复位法适合新伤脱位,且身体壮实者。卧位复位法适合新伤脱位,且身体虚弱者。梯上牵引法适合陈旧脱位患者。

第四节 肩关节损伤的练功疗法

肩关节脱位复位后,早期进行练功锻炼,可活血消肿防止肩周肌肉挛缩,关节强直。

一、幼鸟受食功

预备：两脚开立与肩同宽，两臂自然垂于腿两侧。

动作：屈肘上提，两手掌与两臂相平提至胸前，掌臂皆与肩平，掌心向下。两手掌缓慢下按，至两臂下垂伸直为度。屈肘上提时吸气，肩部放松。两手下按时呼气，两肩微向上耸动。动作缓慢，呼吸自然，用意不用力。

作用：对肩关节部位的经络和肌肉有舒展和增强机能的作用。

二、左右开弓功

预备：两脚开立与肩等宽。两臂缓慢抬起，将手掌横在面前与眼相平，掌心向外，手指稍屈，肘斜向前。

动作：两臂同时用力向两侧拉开，手掌慢慢变成虚拳，两臂缓慢伸直，胸部尽量挺出。两臂回屈时两拳放开变成掌，恢复预备姿势。开弓时吸气，还原时呼气。开弓时两臂平行伸开，不宜下垂，肩部及掌腕用力，动作宜缓慢，逐渐向后拉，使胸挺出。

作用：恢复肩部的正常功能。

第五节　肩关节损伤的针灸疗法

肩部脱位多取肩髃、曲垣、巨骨、天宗、肩臑、肩前等穴进针。

第六节　肩关节损伤的药物疗法

内服：生血补髓汤，外擦经灵酒、茴香酒、伤油膏等。

第二章　肘关节脱位的治疗

第一节　肘关节的解剖特点

肘关节是由肱尺关节、肱桡关节和桡尺关节这三个关节组成的，它们共同包在一个关节囊内。加固肘关节的韧带有桡侧副韧带（在肘关节外侧）、尺侧副韧带（在肘关节内侧）、桡骨环状韧带（在尺骨的桡骨切迹和桡骨小头环状关节面周围）。由于这三条韧带只对肘关节的内侧、外侧和尺骨、桡骨之间有加固作用，而肘关节的前面和后面的关节囊壁薄弱而松弛，又没有韧带加固，尺骨半月切迹前端冠状突又较短小，所以最容易发生肘关节后脱位。

肘关节活动功能范围：屈曲 140°，伸直 180°，肱骨滑车轴线与肱骨干轴线成 80° 角，肱骨干轴与前臂轴成 170° 角。屈曲肘关节到极点时，由于尺骨上的冠突顶于肱骨上的冠状窝内，所以上臂间仍存在一个锐角，此角男性为 40°，女性为 30°。了解了肘关节的活动功能范围，就要避免这些功能范围外的活动。屈曲不能超过 140°，伸直不要超过 180°，否则容易发生后脱位。向后跌倒时应避免直臂手掌撑地。

第二节　肘关节脱位的临床表现

1.患者肘肿胀、疼痛。

2.呈半屈状畸形、肘后方凸起，前臂缩短，功能活动障碍。

3.摸诊时发现鹰嘴后突，肘部后空虚、凹陷。

4.X 线检查可确诊。

第三节　肘关节脱位的复位方法

一、膝肘复位法

准备：患者取坐位，先将肘关节慢慢逐步屈曲，术者站在患者对面，用武当经灵酒加热外擦患处，使局部肌肉松弛。

手法：以伤左肢为例。术者左脚蹬在患者所坐的椅子上，屈膝。以膝顶在肘窝内，术者一手握住固定伤肢上臂，一手握住患肢腕部向前方用力牵引，听到复位声时复位成功。

复位后固定：将肘关节屈曲 90°，以直角夹板绷带固定，并以三角巾将伤肢悬于胸前。

二、牵引曲肘法

准备：患者取坐位，用武当经灵酒加热外擦伤处，使局部肌肉松弛。

手法：助手站于患者身后，双手握患肢上臂，术者一手握患肢腕部，另一手拇指抵肱骨下端向后推压，其余四指勾牢尺骨鹰嘴，与助手对抗牵引数分钟，并逐渐慢慢曲肘关节，即可复位。

复位后固定，将肘关节屈曲 90°，外敷武当伤科万应膏、直角夹和绷带固定，以三角巾将伤肢悬吊于胸前。

第四节　肘关节损伤的练功疗法

一、板指功

预备:患者坐位或站位均可练习,掌心向上,屈曲患肘,全身放松,思想集中。

动作:患手由拇指开始向掌心慢慢屈曲,依次屈曲食指、中指、无名指、小指,最后形成半握拳。再由小指、无名指、中指、食指、拇指依次放松。每天做 300 遍(每伸屈一次为一遍),可分 3 次完成。

作用:肘关节损伤初期,能活血通经、消肿止痛。

二、白蛇探路功

准备:患者取坐位,将患臂放于桌上,垫以软垫。

动作:慢慢伸直患肢,将小臂作内旋、外旋。再慢慢屈曲肘关节,屈曲时仍不断作内旋外旋动作。每伸屈一次为一遍,每天做 300 遍,可分 3 次完成。

作用:恢复肘关节的活动功能,防止肘关节肌肉粘连。

第五节　肘关节损伤的针灸疗法

肘关节脱位多取:曲池、少海、外关、支沟、间使进针。

第六节　肘关节损伤的药物疗法

内服养血补髓汤,外擦茴香酒、伤油膏、上肢损伤洗方。

第三章　腕关节脱位的治疗

第一节　腕关节的解剖特点

腕关节由尺骨和桡骨的下端与诸列腕骨构成。由桡侧远端起,腕骨排列是:大多角骨、小多角骨、头状骨、钩骨;由桡侧近端起,腕骨排列是:舟骨、月骨、三角骨、豌豆骨。为了帮助记忆编成歌诀:大小头状钩,舟月三角豆。在这八块腕骨中,以月骨向掌侧脱位最为常见。原因是:月骨正面看为四方形,侧面看呈半月形,掌侧较宽,背则较窄,很像一个楔子状,不很稳定,所以当手腕向后背时,月骨被桡骨下端和头状骨挤压容易向掌侧脱位。

腕关节活动功能范围:背伸:35°～60°;掌屈:50°～60°;内收:30°～40°;外展:10°～15°。当手腕背伸到60°以上,再施加暴力,容易造成月骨脱位。

第二节　腕关节脱位的临床表现

1.腕部肿胀,疼痛剧烈。

2.局部压痛明显,功能活动受限。

3.腕关节桡骨下端突出,尺骨下端向下凹陷,畸形明显。

4.X线拍片确诊。

第三节　腕关节脱位的复位方法

准备：患者取坐位，平伸伤臂，掌心向下，先用武当经灵酒加热外擦伤处。

手法：助手握持病人伤臂近端肘关节处，作固定对抗牵引，医者双手拇指放在患肢掌侧，余指环抱伤腕背侧，拇指用力向背侧推月骨，同时与助手对抗牵引下，将伤腕拉向屈曲外，感到月骨有滑动感时，多数已复位。

第四节　腕关节损伤的练功疗法

一、青龙摆尾功

两臂向前平举，掌心向下，两手由外向内徐徐摆动，做50～100次，再由内向外徐徐摆动50～100次。

作用：防止腕关节伤后韧带粘连，关节强直。

二、仙人立掌功

两臂向前平举，掌心向下，手掌尽量向背侧翘起，静心平息，默数100～200个数，尽力保持平举，翘掌的姿势，但以不劳累为度。

第五节　腕关节损伤的针灸疗法

腕部穴位使用最多的有：合谷、腕骨、阳池、大陵。

第六节　腕关节损伤的药物疗法

内服：舒筋活血汤，生血补髓汤。

外用：上肢损伤洗方，伤油膏，茴香酒。

第四章　髋关节脱位的治疗

第一节　髋关节的解剖特点

髋关节是由髋骨的髋臼和股骨头组成，它是一个典型的球窝关节。髋臼边缘附有关节盂缘软骨，这就加深了髋关节臼窝的深度，股骨头的三分之二可以容纳在髋臼内，两者相互形成真空，能相互吸引。关节囊及周围韧带较坚强，主要韧带是前壁有髋股韧带，内上壁有耻骨囊韧带，后上壁有坐骨囊韧带，但内下壁和后下壁没有韧带保护，是该关节较为薄弱之处，故脱位易从此两处发生。

髋关节功能活动范围：屈曲 145°，过伸 40°，内收 25°，外展 30°，内旋 40°，外旋 40°。髋关节的解剖特点决定了髋关节的稳定性和牢固性，所以一般髋关节是不易脱位的，但是在髋关节屈曲、内收时如有强大暴力撞击膝前方，可造成髋关节向后脱位。当髋关节因暴力强度外展、外旋时，大转子上端与髋臼边缘形成支点，股骨头因受杠杆作用，从髋臼前下方脱出，造成髋关节前脱位。

髋关节最大功能位置：外展 15°，外旋 10°，站立时屈曲 5°～10°，在运动中尽量避免过分屈、伸、收、展、旋转，要防止在关节极限位时受到暴力撞击，应经常保持和及时恢复其功能位置。

第二节　髋关节脱位的临床表现

一、后脱位

1.患肢屈曲畸形，大腿位置向内侧旋转，患侧膝部落在正常大腿的内侧。

2.患侧比健侧缩短1寸左右，正常的功能丧失。

3.患肢足趾可触及健则足跟内侧。

4.臀部显著隆起，股骨头向后上移，臀部因之显得突出，用手可以摸到股骨头，疼痛严重。

二、前脱位

1.患侧腿外展并向外旋，髋膝关节屈曲比健侧腿长1寸左右。

2.足向外旋转，足跟外踝可与床面接触，患肢疼痛严重。

3.髋关节外侧变平坦，在腹股沟可摸到股骨头。

第三节　髋关节脱位的复位方法

一、拔伸足蹬复位法

准备：正复前可先服武当伤科迷昏散（或在西药麻醉下复位）。令患者仰卧床上。

手法：以伤右肢为例。术者面向患者，左脚立于伤肢侧床边，右臀坐于床上，右腿伸直，脚掌蹬于患者坐骨结节及腹股沟内侧，两手握伤肢踝部，手拉脚蹬，并将患肢略微旋转，促使股骨头滑入髋臼，感到有入臼声即复位。

复位后处理：复位后嘱患者全身放松休息片刻，将患肢轻放至屈膝位,健肢自动屈膝与患肢相比,观察双膝是否同高。随后托住其膝腘窝将患肢慢慢伸直,观察两腿是否同长。若两腿相比无差别,证明复位成功,可在患处敷武当伤科万应膏,绷带固定。

二、回旋复位法

准备:正复前可先服武当伤科迷昏散(或在西药麻醉下复位)。令患者仰卧床上。

手法:以伤右肢为例。助手按压患者两侧的髋骨脊,术者左手握伤肢踝部,右臂以肘窝提托腘窝部,在牵引下缓慢屈髋、屈膝、内收、内旋髋关节,使髋关节屈曲,让膝部接近右髋上方和腹部,然后再使膝外展、外旋、伸直髋关节即可复位。此法在操作过程中,患者伤肢在空间像是画了一个大问号。

复位后处理:复位后检查法可参考前法。证明复位成功后,可在患处敷武当伤科万应膏,固定后以沙袋制动。

髋关节前脱位的复位法:可采用拔伸足蹬法,只是在手拉足蹬时,两手使伤肢内收,同时脚向外支顶股骨头,即可复位。

复位后固定:复位后应使伤肢保持在内收、内旋位,伸直用沙袋制动。

第四节 髋关节损伤的药物疗法

内服:生血补髓汤,健步虎潜丸,枳马二仙丹。

外用:烫药方,下肢损伤洗方,经灵酒,丁桂散。

第五节　髋关节损伤后的练功疗法

一、罗汉伏虎功

预备：两脚开立与肩同宽，两手叉腰，四指在前，左脚向前。身体向右转，双目平视，上身伸直。右腿伸直，恢复预备式。左腿屈膝下弯，右腿伸直，右腿向前，身体向左转，双目平视，上身伸直。膝部下屈时，不必太低。速度要慢，脚要站稳。

作用：活髋健腰强腿。

二、老君下蹲势

预备：两腿开立与肩同宽，双手抱肘。

动作：脚跟轻提，脚尖用力，两腿慢慢下蹲，尽可能使臀部触及脚踝。坚持下蹲姿势，时间越长越好。两手放开变成掌，掌心向下，平伸双臂，两腿立起，恢复预备势。下蹲时吸气，起立时呼气，下蹲时不能勉强，可根据自己身体情况，以上身能挺直，不前俯后仰，不觉劳累为度。

作用：锻炼下肢，增加腰腿力量。

第六节　髋关节损伤的针灸疗法

髋关节损伤的针灸疗法常用穴位有环跳、秩边、承扶、居髎、悬钟。

第五章　膝关节脱位的治疗

第一节　膝关节的解剖特点

膝关节由股骨的内外侧髁和胫骨的内外侧髁的关节面和髌骨后面所构成。它是人体中比较复杂而又坚固的关节。股骨踝的关节面是椭圆形的，而胫骨两髁关节面侧是微凹形的，它们中间有半月板(外侧厚中间薄)填充，半月板加深了关节窝，形成了椭圆形关节。关节周围有关节囊，囊的前壁有股四头肌腱、髌骨及髌骨韧带，囊的两侧有胫侧副韧带和腓侧副韧带，关节腔内有两条相互交叉的十字韧带。这些主要韧带加固了膝关节，非强大暴力不易使其脱位。但是当膝关节伸直时，若受到前方和侧方的强大暴力可造成脱位。

膝关节功能活动范围：股骨轴线与胫骨轴线在膝关节外侧形 170°角，膝关节屈曲 145°，过伸 15°，最大功能位置为屈曲 5°～10°。

第二节　膝关节脱位的临床表现

1.膝部肿胀明显，出现畸形。

2.局部疼痛，压痛剧烈。

3.膝关节功能丧失。

4.X 线拍片可见脱位情况。

第三节　膝关节脱位的复位方法

推挤提托法：

准备：令患者仰卧，伤处擦武当经灵酒，请一助手两手握住伤肢大腿，另一助手握住伤肢踝部和小腿，使膝关节保持半屈位，然后作对抗牵引，术者用双手按脱位的相反方向推挤或提托股骨下端和胫骨上端，如有入臼声即复位。

复位后使膝关节保持屈曲 15° ～30° 位置，外敷武当伤科万应膏，用夹板固定。

第四节　膝关节损伤的练功疗法

一、老君旋膝功

预备：全身放松，两脚并立，脚跟并拢。

动作：身向前屈，两手按双膝，双目注视前下方，双膝自左向后、右、前三个方向作回旋动作。作 8 次后再改为自后、左、前三个方向作回旋动作，作 8 次再改方向。两脚要站稳不动，两腿微屈，每吸气和呼气一次，作膝部回旋一周，量力而行，以不累为度。

作用：恢复膝部功能，抵抗衰老。

二、金鸡独立功

预备：松静站立，一手扶椅背。

动作：提起左腿、屈膝，使膝触及小腹。右腿直立站稳。放下左腿，提起右腿，动作与左腿同，两腿交替各 50 次，但以不累为度。

作用:增强下肢力量,恢复腰腿功能。

第五节　膝关节损伤的针灸疗法

膝关节损伤常用穴位有风市、足三里、阳陵泉、阴陵泉。

第六节　膝关节损伤的药物疗法

内服:健步虎潜丸、生血补髓汤。

外用:下肢损伤洗方。

外擦:伤油膏,经灵酒。

第六章 踝关节脱位的治疗

第一节 踝关节的解剖特点

踝关节是由胫骨下关节面、内踝关节面、外踝关节面与距骨上方的滑车关节面构成，它是一个滑车关节，踝关节外面的有关节囊，囊外主要韧带有距腓前韧带、距腓后韧带、跟腓韧带及三角韧带。

踝关节功能活动范围：背屈：35°，跖屈：45°。最大功能位置：小腿轴线与脚掌轴线夹角为 90°。

第二节 踝关节脱位的临床表现

1.踝关节肿胀、青紫、剧痛。

2.踝关节畸形、功能障碍。

3.若合并有骨折者，蹠部内、外翻，并可发现有异常活动及骨擦声。

4.一定要作 X 线拍片，以免误诊。

第三节 踝关节脱位的复位方法

预备：令患者仰卧位，患部伸出床外，擦武当经灵酒。

手法：助手双手握住患肢小腿，术者站在伤足侧，一手握住部用力伸拔，另一手掌心托住足跟部，拇、食指分别捏住内踝或外踝，若内踝脱位者，从内踝向外踝进行推挤，同时背屈摇转，以达复位。

第四节　踝关节损伤的练功疗法

一、脚趾扳动功

预备：仰卧在床，脚跟下垫一软枕，脚趾放松，脚大趾与腿内侧对准。

动作：先由脚大趾放松向脚心弯下，其他脚趾放松伸直，脚趾弯时宜慢，弯下后略停片刻再伸直，伸直时亦宜慢。恢复预备势略停，再扳脚二趾，每板一趾都要进行这一来回过程，顺序扳完五趾为一遍，每次扳五遍。

作用：疏通足三阳经的经气，疏通足三阴经的经气，活血通气，有利于伤处康复。

二、平卧空蹬功

预备：仰卧硬板床上，全身放松。

动作：由踝、膝、髋关节先屈曲到极度，再伸直，伸直时如用脚跟发力，仿佛蹬大木球，每次做 10 ~ 20 次。

作用：恢复下肢功能。

第五节　踝关节损伤的针灸疗法

踝部常用穴位有丰隆、足三里、照海、解溪、悬钟。

第六节　踝关节损伤的药物疗法

内服：生血补髓汤，健步虎潜丸。

外擦：舒筋药水，伤油膏，经灵酒。

第四篇

三关六节骨折的治疗

骨折总论

骨折是指骨的断折，即骨的完整性、连续性受到破坏。常见的原因外伤(亦有病理性骨折)。外伤性骨折的原因,可依据其受伤的形式,分为下列两种：

直接暴力伤:如打伤、压伤、撞伤等造成。

间接暴力伤:如跌伤、负重、扭转等造成。

第一节　骨折类型

一、按骨折是否与外界相通分类

闭合性骨折（不穿破皮的骨折）：骨折断端不与外界相通者。(如图 4-0-1)

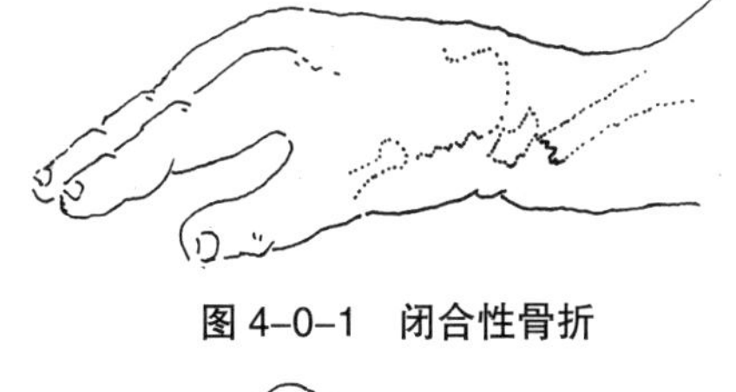

图 4-0-1　闭合性骨折

开放性骨折（穿破皮的骨折）：局部皮肤有破口、骨折断端直接或间接与外界相通者。(如图 4-0-2)

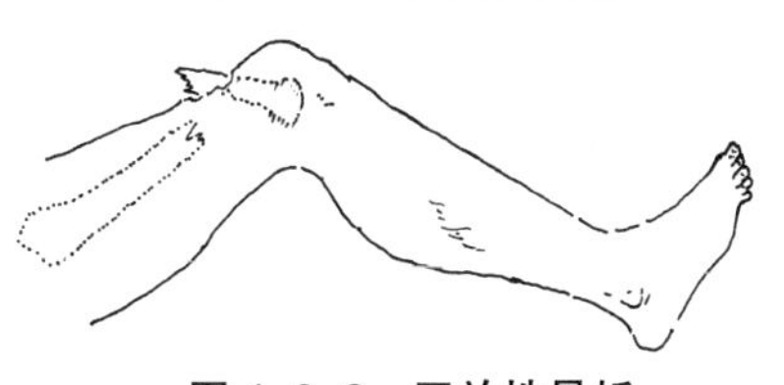

图 4-0-2　开放性骨折

二、按骨折严重程度分类

不完全性骨折:系指骨头不完全断折,尚保持部分完整性,如骨弯、骨裂。

完全性骨折:系骨头完全断折,如骨折断、骨破碎。

三、按骨折的形状分类

断端情况分为：横形骨折、斜形骨折、粉碎骨折、嵌入性骨折、螺旋骨折、压缩性骨折、树丫形骨折、多段形骨折、青枝骨折。（如图 4-0-3）

四、按骨折发生的时间分类

新鲜骨折，骨折在两周以内者。陈旧性骨折，骨折在两周以上者。

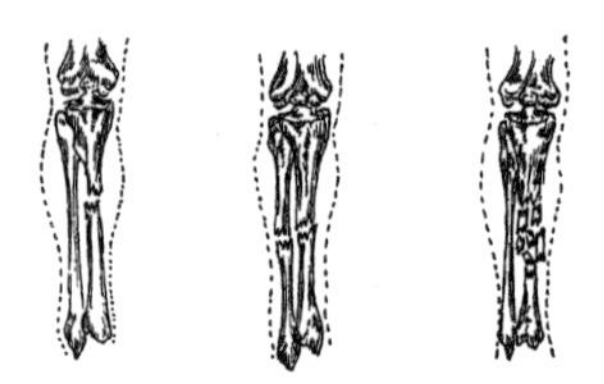

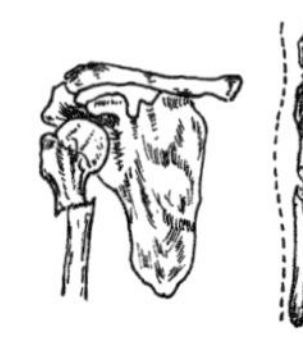

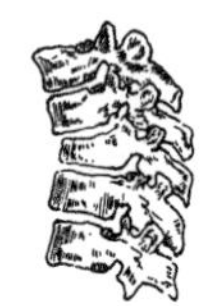

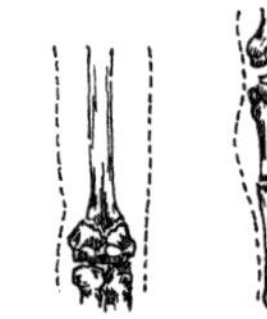

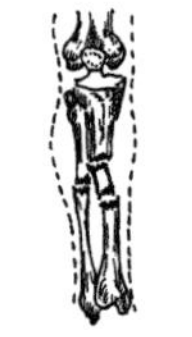

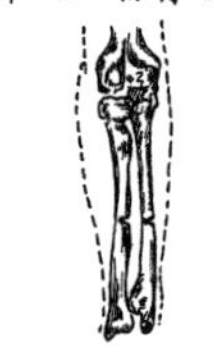

图 4-0-3　骨折类型

第二节　骨折的临床症状与诊断

一、病史

应详细了解受伤的原因、时间 、性质、体位、部位、暴力的大小、治疗经过等。

二、局部肿胀，疼痛

常因骨折后瘀血、气滞所引起。

三、畸形

骨折移位而引起。

四、功能障碍

骨折后，内部支架作用损害，导致正常功能障碍。

五、压痛与纵击痛

局部有明显压痛。如下肢骨折，叩击足底，即觉骨折处疼痛，为纵击痛。

六、异常活动和骨擦音

完全性骨折，常发生假关节活动，同时还有两侧骨折端相互摩擦的声音。根据情况配合 X 光确诊。

第三节 武当伤科对骨折的治疗原则

一、纵观整体，缓急有先

以武当道教医药理论为依据，本着“急则治其标，缓则治其本”的原则，从全身着手，先救生命，后治骨折，如受伤骨折的病人处于休克状态，当先抢救休克，有大出血者，当先止血，有内脏伤者，当先治内脏伤。

二、骨折对口，筋顺肢端

骨折断后，身体近端叫母骨，身体远端叫子骨。接骨时是子骨去找母骨对口。手法本着先分后合，对齐断端的原则，运用牵、卡、挤、靠等手法将骨折对好口，然后将经络理顺，使气血通畅，将肌肉拔正，以方便固定，将伤肢放于最佳治疗位，可有利于断骨的愈合，减少后遗症。人是一个有机的整体，一脉不和周身不遂，故整复骨折时要特别注意调整好骨折断端周围的关系。

三、正确固定，练功自然

骨折整复毕，经检查达到满意程度后，正确的夹缚固定可谓是手法的继续。夹缚固定方法正确，既可保持复位成果，又可矫正残余移位，弥补手法不足，错误的固定可使前功尽弃。固定后应经常检查伤肢的情况，如果发现伤肢远端发凉、发绀、发麻、剧痛、脉微等情况，要及时调整固定，以免发生不良后果。

武当伤科认为，“气血不亏筋骨健，内丹不足身体垮”，所以特别注意练功疗法。它本着“天人合一，顺其自然”的原则，采用动静结合，先静后动的功法康复。先静能养其精，后动能通其经、行其气、活其血。久练可愈其伤、强其体、延其命。骨折患者练功要根据自己的情况，在医生的指导下量力而行，一切顺其自然，不可勉强，以免造成欲速不达反出偏差的后果。

四、对症用药、内外相兼

骨折用药施方，强调对症，俗话说：“用药不对方，哪怕你用船装”。意思是“用药不对症，用得再多也没用。”故武当伤科用药，既注意局部，也强调整体。认为：有其外必有其内，人体的皮、肉、筋、脉、骨皆是五脏所主，骨为肾所主，只要肾气足，则骨就健，骨健一般不易骨折，即使发生骨折也容易愈合。所以在用药时，除以消肿止痛、活血化瘀为主外，也非常强调开胃健脾、补肾壮骨。

用药途径内外相兼，认为外敷药可弥补内服药的不足，它有发挥作用快，副作用小，对局部症状效果好的优点。

第一章　锁骨骨折的治疗

锁骨位置浅表，是两个弯形的长骨。骨折易发生于中1/3与外1/3交界处，断端重叠畸形，近侧骨折端易向上移位，远端常向下移位。

一、发病原因

直接暴力伤：局部被击伤所致，常见于格斗所伤。

间接暴力伤：常见跌倒时，掌心触地或肩部着地而引起骨折。

二、临床症状与诊断

1.有外伤史。

2.局部肿胀，疼痛。

3.伤臂不能抬举，患肩低于健则并向前倾斜，头偏向患侧。

4.局部压痛明显，可摸到骨折端突出畸形。

5.严重者可听到骨擦音。

三、手法复位

1.准备：患者取坐位，医者站于患肢外侧，嘱患者全身放松。

2.手法：术者一手拇指按压在肩峰，余指插在腋下向后上提托，使患者向前挺胸。另一手拇指按压在骨折端前方，余指在背后推挤，使凸出部复平，矫正重叠的畸形，然后换一手提托腋下,另一手拇、食指对捏骨折近段端,以矫正侧移位。

3.固定:在锁骨上、下窝分别放一大小相宜的裹缩棉条,上盖纸壳压板,以胶布将其固于皮肤上;两腋窝各放一棉纱卷(患侧稍大),然后用绷带从患肩向健侧腋下施行单肩"8"字形包扎固定。屈肘70°,用三角巾将患肢悬吊于胸前。每隔2~3日复查一次,令患者挺胸位拆开锁骨上、下的棉条,触摸骨折是否再移位,如发现移位,重新复位固定。连续观察三次未发现再移位者,就不必再拆开棉条,直到拆除固定为止。儿童二星期、成人三星期即可拆除固定。

四、药物疗法

初期:固定时外敷武当伤科万应膏,内服活血止痛汤、枳马二仙丹。

中期:外敷接骨膏,内服枳马二仙丹。

后期:外擦武当经灵酒,用八珍汤加减内服。

五、练功疗法

参照肩关节脱位练功。

第二章　肱骨外髁颈骨折

肱骨外髁颈位于肩下3～4厘米处，此处是松质骨和坚骨交界的部位，容易发生骨折，以老年人和壮年人多见。临床上分为外展型、内收型两种，前者较多见。外展型移位情况：肱骨干外展，骨折端外侧嵌入，内侧部分离。内收型移位情况：肱骨干内收，骨折断端外侧分离，内侧嵌入。

一、发病原因

直接暴力伤：由于跌倒时，肩部着地或肩部被撞击所致。

间接暴力伤：跌倒时肘部或掌部着地所引起，伤肢外展姿势跌倒为外展型，伤肢内收姿势跌倒为内收型。

二、临床症状与诊断

1.受伤后患肩肿胀、疼痛。

2.局部压痛明显、功能障碍。

3.两臂相比，伤肢明显缩短。

4.骨折移位可见畸形，可听到擦音。

三、手法复位

1.准备：患者取坐位，助手一人站在患者背后侧，一手握拳穿过患肢腋下，用手腕部向上提托患肩，另一手按压健侧肩上，避免躯干向患侧倾斜。

2.手法：术者站于患者前外侧，双手握住伤肢上臂中部，并向下施行相对拔伸，将骨折重叠完全拉开，断端口对齐。术者一手持续牵引下，逐渐内收肘部，另一手用虎口按住肱骨中上部，拇指内向推挤骨折近段端，余指将骨折远端向外推挤，以整复外展形骨折。

术者一手持续牵引，并逐渐外展肘部，另一手用虎口按住肱骨中上部，拇指向内推挤骨折近段端，余指将远段端外展，即可整复内收形骨折。

3.固定：在维持牵引下，上臂裹一、二层绷带，在原移位或成角的骨凸处置棉垫并用胶布固定，用四块上臂骨折的小夹板束扎固定，束扎的松紧程度以不影响血液循环为宜。屈肘 90° ，前臂旋后，外展形骨折，伤肢后侧放一直角铁丝托板，并用三角巾兜吊于胸前。内收形骨折用外展平手架将伤肢托固定在外展位，若肱骨头外旋，则将伤肢托固定在外展举手架上。纵插形骨折只用铁丝托板托护伤肢即可。固定后要观察伤肢的情况，一旦发现伤肢有异常情况，及时调整固定，4～5 周拆除固定。

4.药物疗法：

初期：外敷武当伤科万应膏、武当三丰骨康膏，内服枳马二仙丹、武当秘制跌打丸。

中期：外敷接骨膏、武当三丰骨康膏，内服正骨紫金丹。

后期：外擦武当经灵酒、上肢损伤洗方。

（5）练功疗法（参考肩关节脱位练功法）。

第三章　肱骨干骨折

肱骨干骨折多见于成年人，骨折段可分为上 1/3、中 1/3、下 1/3 段三种。由于肌肉牵拉的关系，所以移位的方向亦不同。一般上 1/3 骨折段的近端向前、向内，远端向上、向外移位，中 1/3 骨折，近端向外、向前，远端向上移位，下 1/3 骨折的近端随前臂和肘关节位置而改变。远端多旋移位。临床上多见中 1/3 段骨折。

一、发病原因

直接暴力伤：跌倒时，上臂外侧着地或直接打砸击伤所致。

间接暴力伤：跌倒时，肘部着地或扭转所引起。

二、临床症状

1.局部明显肿胀、疼痛。

2.骨折成角畸形，患肢缩短。

3.伤肢不能上举，可听到骨擦音。

4.有时合并有桡神经伤，引起手腕下垂等症状。

三、手法复位

1.准备：患者取坐位，助手一人站在患者身后，双手拇指压按在伤肢的三角肌处，余指分别插入腋下，紧抱上臂肩部。

2. 医者站在前外侧，双手握住肘部，将患肢外展

60° ，与助手作相对拔伸，矫正重叠畸形。上段骨折医者另一手拇指向内推挤远端，余指向外推挤近端，使骨折两端对口，以达复位。中段骨折医者另一手拇指向内按压近端，余指向外提托远端，以达两端对口。

3.固定：在维持牵引下，上臂包扎二三层绷带，在原移位的骨凸处放棉垫，胶布将棉垫固定，用上臂骨折小夹板束扎固定，肘部曲 90° ，前臂旋后，伤肢固定在直角托板上，用三角巾悬吊于胸前。术后十天内，每隔二三天检查、换药并调整一次夹板，平时发现问题应及时调整。

四、药物疗法

初期：外敷武当伤科万应膏，内服枳马二仙丹、武当秘制跌打丸。

中期：外敷接骨膏，内服正骨紫金丹。

后期：外擦武当经灵酒、上肢损伤洗方。

五、练功疗法

参考肩关节脱位练功法。

第四章　肱骨髁上骨折

肱骨髁上部扁而宽，前有冠突窝，后有鹰嘴窝，两窝之间仅隔一层薄骨片，所以比较容易发生骨折。常见于儿童和少年，由于暴力方向不同，临床上分为伸直形、屈曲形两种。

一、发病原因

直接暴力伤：局部直接受打击。

间接暴力伤：跌倒时，肘关节位于半屈状或过伸位掌心着地，由地面向上的冲击力，导致发生伸直形骨折较为多见。

二、临床症状与诊断

1.肘部肿胀、疼痛，皮下有青紫斑。

2.鹰嘴部突出，肘呈半伸位，关节活动功能障碍。

3.骨折移位，可见患肢畸形、前臂变短，局部有异常活动及骨擦音。注意与肘关节脱位鉴别。

4.如果断端损伤血管神经，造成前臂缺血性肌挛缩，神经麻痹（手指不能伸直，手腕下垂），前臂肿胀、紫绀、发冷、麻木等症应引起重视。

三、手法复位

1.准备：患者取坐位，助手站于患者背后，双手握住上臂中部，医者站在患者前外侧，一手握住前臂中部，另一手握住肘关节。

2.手法:医者将伤肢前臂置中和位,握肘关节处的手,拇指压按骨折近端外侧,余指压按骨折远端内髁外,相对推挤、矫正侧移位。侧移位矫正后,在与助手相对牵引下,医者双手拇指移向骨折远端后方,向前推挤,余指提托骨折近端前方,屈曲肘关节70° ,以达复位。

3.固定:在维持牵引情况下,局部包裹二层纱布,在骨折移位处的骨凸处放棉垫,用胶布将棉垫固定,以上臂骨折小夹板四条束扎固定。伸直形骨折,肘后侧放直角托板(上自腋部,下至腕部)肘关节屈曲90° ,前臂旋后并外展,以绷带包扎固定。屈曲形骨折肘关节固定在伸直位。术后一周内隔日透视一次或解开包扎, 检查骨位有无错位,棉垫是否移动,皮肤有无压伤和水泡及伤肢发凉、紫绀、麻木、桡动脉跳动是否减弱,若有上述情况要及时调整处理。

四、药物疗法

初期:外敷武当伤科万应膏,内服枳马二仙丹、武当秘制跌打丸。

中期:外敷接骨膏,内服正骨紫金丹。

后期:外擦武当经灵酒,上肢损伤洗方煎水外洗。

五、练功疗法

参考肩关节脱位练功法。

第五章　尺骨鹰嘴骨折

尺骨鹰嘴骨折在临床上较少见，多发生于成年人。鹰嘴为肱三头肌的附着点。故骨折常被牵拉而向上移位。如局部直接被打击，可引起粉碎性骨折。

一、发病原因

直接暴力伤：多由撞击伤、打击伤引起。

间接暴力伤：因投掷动作用力过猛所致。

二、临床症状与诊断

1.局部肿胀，疼痛。

2.明显压痛，关节功能障碍。

3.细摸可发现有骨折裂隙。

4.完全性骨折有骨擦音。

三、手法复位

1.准备：患者取坐位，助手站在患者背侧，双手握住患者上臂中部。

2.手法：术者站患者前方，一手握住患侧前臂中部与助手作轻度用力相对拔伸，另一手拇指用力按压鹰嘴骨折远端背侧，余指提托侧前方，从半曲的肘关节逐渐伸直150°～160°。

3.固定：鹰嘴处置一坡形垫一个，近侧断端掌侧置棉垫一个，用胶布将这个垫固定后，用四条小夹板固定。固定在尺侧的夹板要弯成弧形，并要超过肘关节。如无移位，一般不必整复，纱布固定悬吊于胸前即可。有明显移位者，整复固定后于伸直位 150° ~160° 为宜。固定后时常注意夹板的松紧度和骨折是否有移位的情况，初期每 2~3 天调整一次夹板，中期每星期调整一次夹板。成年人一般 6 周可拆除固定。

四、药物疗法

初期：外敷武当伤科万应膏，内服武当秘制跌打丸、枳马二仙丹。

中期：外敷接骨膏，内服正骨紫金丹。

后期：外擦武当经灵药酒，上肢损伤洗药方煎水外洗。

五、练功疗法

初期：练伸掌握拳动作。

中期：练白蛇探路功。

后期：练运动量稍大的功法。

第六章　尺桡骨双骨折

尺桡骨双骨折为临床最常见，因桡骨能围绕尺骨作150° 左右的旋转活动，同时骨折的移位与肌肉的附着点有关。此伤以儿童、青壮年为多见。

一、发病原因

直接暴力伤：打击伤。

间接暴力伤：跌倒时肘部伸直、腕部背曲手掌着地，由于体重向下的力量与地面向上的反作用力交集在尺桡骨引起。

二、临床症状与诊断

1.局部肿胀、疼痛。

2.断端成角畸形，患肢明显缩短。

3.患肢功能活动障碍，尤其作旋转动作时疼痛加剧。

4.局部有骨擦音(完全性骨折)。

三、手法复位

1.手法：患者取仰卧位，上臂外展，助手甲双手握上臂下段，助手乙双手握腕部。两人作对抗牵拉，纠正重叠。术者以双手拇指和其余各指分别置于断端背、掌侧的两骨之间，进行分骨手法，恢复骨间隙的原宽度，将骨两端对齐。

2.固定：在骨折处的两骨间放棉垫并用胶布固定，取四条小夹板，夹缚固定，用布带分上、中、下三部捆扎夹板，并将患肢固定在一扶手托板上，用三角巾吊于胸前。术后卧床时应抬高患肢，并注意手温、颜色，根据夹板的松紧情况及时调整固定及分骨棉垫，如发现移位及时矫正，重新固定。成年人6～8周拆除固定。

四、药物疗法

初期：外敷武当伤科万应膏，内服武当秘制跌打丸、枳马二仙丹。

中期：外敷接骨膏，内服正骨紫金丹。

后期：外擦武当经灵药酒，上肢损伤洗药方煎水外洗。

五、练功疗法

初期：练伸掌握拳动作。

中期：练白蛇探路功。

后期：练运动量稍大的功法。

第七章　尺桡上段骨折合并桡骨头脱位

此伤多见于儿童。骨折脱位的方向，同伤肢受伤姿势和直接暴力方向有密切关系。伸展形骨折脱位，尺骨近折端和桡骨头多向前移位。骨折线多由后向上斜向前下。内收形骨折则多向外、向后脱位。

一、发病原因

直接暴力伤：格斗时折伤，打伤。

间接暴力伤：跌倒时，肘在伸直或屈曲位以手着地，暴力向上传递，先致尺骨骨折，再致桡骨头脱位。

二、临床症状与诊断

1.前臂中、上段及肘部肿胀、疼痛。

2.尺骨折端有移位可摸到或凸或凹的折端，有压痛或响音。

3.肘部屈伸和前臂旋转功能均丧失。

4.X 线拍片可助诊断。

三、手法复位

1.准备：患者取坐位，助手甲双手握住伤肢肘部上方，助手乙双手握住伤肢手腕部。

2.手法：两位助手作对抗牵引，矫正重叠。根据移位方向，术者以拇指按桡骨头复位，由助手甲握住复位的桡骨头，术者再用夹挤推按手法，纠正尺骨骨折的错位或成角。同时,助手乙将前臂远端朝向骨折远端错位的方向适当拉动,利用杠杆的作用,促使整复成功。

3.固定:前臂及肘部在维持牵引下束裹绷带,在骨折脱位的原骨凸处放置棉垫,用四条小夹板固定,将患肢固定托板上,伸展形和内收形骨折,应将伤肢肘关节屈曲90°,前臂充分旋后并略外展,以三角巾悬吊于胸前。对屈曲形骨折,肘关节应固定在伸直位或近乎伸直位。术后要随时观察伤肢情况,二三天调整一次夹板,5～6周拆除固定。

四、药物疗法

初期:外敷武当伤科万应膏,内服活血止痛汤、枳马二仙丹。

中期:外敷接骨膏,同服神效桂枝止痛汤、武当秘制跌打丸。

后期:外擦经灵酒,上肢损伤洗药方外洗。

第八章　桡骨远端骨折

桡骨远端骨折为临床比较常见的伤，一般指骨折发生在桡骨下端2～3厘米范围内，为松质骨与坚质骨交界处，故该处容易发生骨折。由于暴力方向不同，引起的骨折分为伸直形和屈曲形。此伤多见于成年人和老年人。

一、发病原因

直接暴力伤：局部被打击和压轧所致。

间接暴力伤：患者向前跌倒时，腕关节处于过伸位，手掌撑地，使桡骨远端发生伸直形骨折。如果跌倒时腕关节掌屈，手背着地，引起屈曲形骨折。

二、临床症状与诊断

1.局部肿胀，疼痛。

2.骨折处压痛明显，功能障碍。

3.伸直形骨折断端多向背、桡侧移位，而呈现曲型的餐叉样畸形。屈曲形骨折远断端连带腕骨向桡侧、掌侧移位。

4.常伴有桡骨侧方移位和尺骨小头脱位，有时可闻骨擦音。

三、手法复位（以伸直形为例）

1.准备：患者取坐位，助手双手握伤肢前臂中部。

2.术者一手握住患者腕部与助手作对抗拔伸，以矫正畸形。术者另一手拇指将骨远端从背侧推向掌侧,余指持续牵引,另一手拇指将近端从掌侧推向背侧,余四指托住尺骨茎突处,以达整复。

3.固定:在骨折远侧端背侧、桡侧和近端掌侧各放入一棉垫,并用胶布固定。取小夹板四块捆扎固定,屈肘90°,将患肢固定在扶手托板上,三角巾悬吊胸前。注意护理,4～5 周可拆固定。

四、药物疗法

参考尺桡骨中段骨折。

五、练功疗法

参考腕关节脱位。

第九章　股骨颈骨折

股骨颈骨折常见于老年人,因局部血液循环不良,骨折后愈合较差,如果治疗不当,往往造成残疾。若老年人长期卧床,易发生一些危及生命的合并症。根据受伤情况,可分为内收形和外展形。内收形骨折部位置较低,一般在股骨颈的中段和基底部。骨折线与骨盆水平面的角底较大,一般是 50°～70°,远端向外、向上移位。外展形骨折部偏高,常在股骨头下部或头颈交界处,折端常有嵌插,骨折线与骨盆水平面的角度较小,常在 30°以内。

一、发病原因

直接暴力伤:跌倒后,大粗隆部着地或者撞击伤所致。

间接暴力伤:患肢扭折、高处跌落等。

二、临床症状与诊断

1.局部肿胀疼痛,压痛明显,功能障碍(个别嵌插性骨折,可勉强站立或忍痛走几步后跌倒)。

2.内收形骨折有特殊畸形,伤肢外旋,脚尖外偏,膝关节轻度屈曲,伤肢有不同程度的缩短。

3.X 线拍片可确诊。

三、手法复位

1.准备:只有内收形骨折需要修复,故以内收形骨折为例。患者取仰卧位,助手甲双手抱住髋部,助手乙握位踝部。

2.手法:两位助手逐渐用力作对抗牵引,助手乙握位踝部逐渐将伤肢拉向外展位,矫正重叠,术者以手掌由外向内推挤大转子,同时助手乙将伤腿略向内旋,即可复位。

3.固定:在大转子处放一较大较厚的棉垫和压板,外侧放一木板(上自腰侧,下至膝外侧),后侧放一托板,膝关节微曲,将伤肢固定在外展位。

注:外展形骨折不需要整复,用托板固定伤腿在中间位即可。

由于患者年龄较大,心、肺或肾脏机能较低又多有宿疾,加之骨折后长期卧床,体质更虚,很可能发生继发症,故要特别注意,早作防治。

四、药物疗法

初期:外敷三丰骨康膏,内服秘制跌打丸、枳马二仙丹。

中期:外敷接骨膏,内服正骨紫金丹。

五、练功疗法

参考髋关节脱位。

第十章　股骨干骨折

股骨是全身最长的管状骨，股骨干骨折多见于儿童和青年，成年人若受直接暴力伤所致骨折，骨折多为粉碎性骨折。将其受伤部位分上、中、下三种类型，但以中段骨折最为多见。

一、发病原因

直接暴力伤：如跌仆、打击、压轧、撞击等强大暴力所致引起，较为多见。

间接暴力伤：如扭转所致。

二、临床症状与诊断

1.有严重的外伤史。

2.局部肿胀疼痛，甚至发生休克。

3.患肢不能活动，有明显缩短，成角畸形。

4.骨折移位，可闻及到骨擦音。

5.X 线拍片可确诊。

三、手法复位

1.准备：患者取仰卧位，助手甲双手环抱大腿上部，助手乙双手握住膝部。

2.手法一：两位助手用大力对抗拔伸，术者以双手推挤断端，使两骨断端对口，此法要求内功深厚，手法熟练方可得心应手。

手法二：患者取仰卧位，助手甲用宽布带置于伤肢腹股沟处，拉住布的两个头。助手乙双手握住膝上部，两位助手用大力作对抗拔伸，术者一手掌心压住骨折近端前外侧，另一手掌心托住远端后内侧，双手掌心相对用力推挤，然后双拇指按压骨折近端，余指托远端，接正为止。有条件的可用X线拍片复查复位情况。

3.固定：在维持牵引的情况下，大腿包扎两层绷带，在原错位或成角的角凸处放棉垫和压板，以股骨小夹板束扎固定，伤腿后面置"~"形托板，膝后垫枕，将伤肢固定在屈膝和外展位，对不稳定骨折或手法难以整复的病例，成人用骨牵引，儿童用皮牵引，效果更佳。这类伤病一定要收入住院，要抬高伤腿，早期每两天检查一次固定，调整好包扎的松紧度，注意足部有无发绀、发凉等症状，足背动脉搏动是否正常，一旦发现问题，应当及时处理。

四、药物疗法

初期：外敷武当三丰骨康膏，内服武当秘制跌打丸、枳马二仙丹。

中期：外敷接骨膏，内服正骨紫金丹。

后期：下肢损伤洗药方外洗，内服健步虎潜丸等。

第十一章　髌骨骨折

髌骨位于膝前，是一块尖端向下，略成上圆下尖的扁形骨，前面粗糙，后面光滑，骨折常发生于成年男性。直接暴力伤常造成粉碎性骨折。

一、发病原因

直接暴力伤：多因跌仆时屈膝，髌骨直接与地面撞击或踢伤，物体直接撞击而引起，常为粉碎性骨折。

间接暴力伤：如跳高、高处跌下为间接暴力伤，常为中、下 1/3 横断性骨折。

二、临床症状与诊断

1.有外伤史，膝部肿胀明显，有时皮下呈青紫瘀斑，疼痛重。

2.局部压痛，功能障碍。

3.两骨片分离可摸到凹陷的一条断沟，粉碎性骨折有骨擦音。

三、手法复位

1.准备：患者取仰卧位，患肢伸直。

2.手法：术者一手拇指，食指夹持固定下折块，另一手拇指、食指夹持上折块向远端推去，使之与远折块对口合拢，再以按法矫正向前移位的骨折块。

3.固定：整复后，择与髌骨大小相宜的抱膝圈，先在伤处敷接骨膏,垫好棉垫,将抱膝圈固定在膝后托板上,膝关节放置在伸直位,早期抬高伤肢,禁止作屈膝动作。每天检查一次固定情况。

四、药物疗法

初期:外敷武当伤科万应膏,内服活血止痛汤、枳马二仙丹。

中期:外敷接骨续筋膏,内服正骨紫金丹、枳马二仙丹。

后期:下肢损伤洗药方,服独活寄生汤。

五、练功疗法

参考膝关节脱位。

第十二章　胫腓骨干骨折

胫腓骨干骨折为临床常见伤，因中下1/3交界处骨骼细弱，故常发生在中下1/3段骨折，其中以胫骨单骨折多见，腓骨干单骨折较少见。由于胫骨前内侧皮下组织很薄，骨折断端易刺破皮肤，造成开放性骨折。

一、发病原因

直接暴力伤：由踢伤、撞伤、压轧伤等。

间接暴力伤：由扭伤跌倒、高处跌落等。

二、临床症状与诊断

1.局部肿胀疼痛，活动功能障碍。

2.局部压痛及骨擦音。

3.骨折有明显移位者患肢缩短。

三、手法复位

1.准备：患者取仰卧位，助手甲双手握伤肢膝部，助手乙双手握伤肢踝部。

2.手法：两位助手作对抗牵引，术者一手拇指按压在前外侧骨间隙，余指捏住内后侧进行分骨，推挤骨间膜，另一手掌提托小腿后侧。术者分骨之手拇指改为按压骨折远端前侧，余指继续分骨，矫正侧移位。将患肢伸直放在床上，两助手在维持牵引下，术者双手四指维持在分骨位置上，双手拇指用力按压突出部，使凸突者复平，矫正成角畸形，以达复位。

3.固定：在维持牵引下，小腿包两层绷带，在原移位的骨凸处放棉垫，用五块小夹板捆扎固定，腿后放置一直角托板，将足固定在中立位，下段骨折托板不超过膝关节，上、中段骨折应超过膝关节固定。早期每两天检查一次固定，如有骨位错移、压垫、夹板滑动，包扎不适，应予有效处理。胫骨前面和跟骨后面的肌肉表浅，容易压伤，应早预防，以免发生溃疡。

四、药物疗法

初期：外敷武当伤科万应膏，内服活血止痛汤、武当秘制跌打丸。

中期：外敷接骨膏，内服太极回生丹。

后期：下肢损伤洗药方外洗，内服健步虎潜丸、独活寄生汤。

五、练功疗法

参考膝、髁关节脱位。

第十三章　踝关节骨折

踝关节骨折包括在内踝骨折、外踝骨折，由于内、外踝骨折常合并有程度不同的踝关节脱位，给正确诊断增加了困难，如不十分注意，即使遗留极轻度的骨折移位，也会妨碍关节的功能，或形成外伤性关节炎。

一、发病原因

根据损伤机制不同和病理改变有别，踝关节骨折可分为四种：

（一）外旋形骨折

主要原因为间接暴力所致。当足站立不动时小腿突然内旋，或小腿在静止状态中，足向外侧突然旋转，都可造成外旋形骨折。根据受伤外力的强度不同、损伤程度和病理改变也不同。轻者为单纯性外踝骨折，即单踝骨折。如外旋力量继续迫使距骨内外旋转，则将内踝撕脱，形成双踝骨折合并踝关节向外脱位。如暴力过分强大，强迫距骨继续向外、后旋转，进而将胫骨后唇推断，则会造成三踝骨折合并距骨向外、后旋转脱位。在特殊外力作用下，距骨可向后、内旋转脱位。

（二）外翻形骨折

是呈外翻位着地致伤。身体由上向下呈外翻位，暴力先作用于三角韧带，因该韧带很坚实，不易撕断，故将内踝横形撕断,即谓单踝骨折。如暴力继续作用,把距骨向外侧推移,把外踝挤断,即谓双踝骨折合并踝关节向外脱位。暴力过大时,再把距骨向外后推移,并把胫骨后唇推断,谓之三踝骨折合并踝关节向外后方脱位。

(三)内翻形骨折

足踝部在内翻位致伤者,最常见是外踝韧带挨伤。伤力较大时,造成内踝骨折,折线由向上斜向外下方,进而发生双踝骨折合并踝关节向内脱位。外力过大时,可能造成三踝骨折合并踝关节向内后方脱位。

(四)纵压形骨折

自高处跌下足底着地时,身体重力沿小腿纵轴向下传递,使胫骨下关节面与距骨上关节面发生纵向挤压,造成胫骨下关节面粉碎性骨折。如果在跖屈位受伤,则可能引起胫骨下关节面前缘骨折合并距骨向前脱位。此形骨折还可合并距骨骨折或跟骨、胸腰椎压缩性骨折。临床检查时应当注意。

二、临床症状与诊断

1.局部肿痛、压痛明显。

2.功能丧失。

3.单踝骨折可有足踝侧翻畸形。

4.双踝骨折有足跟斜倒畸形。

5.三踝骨折有足尖转向畸形。

三、手法复位

1.准备:患者取仰卧位,将患肢小腿下部垫沙袋。助手双手握患肢小腿下部。

2.手法：术者一手握住患肢的跖部，虎口顶住踝关节前方与助手相拔伸。同时将踝关节背屈，另一手拇、食指分别捏住双踝尖端（若骨折属外翻形和外旋形，将踝部由外翻、外旋位逐渐拉向轻度内翻、内旋位。内翻形骨折手法恰好与此相反），以矫正足部斜倒或转向畸型。也可纠正踝关节脱位的大部分。根据骨折脱位类形，首先矫正踝关节脱位。术者一手置于内（外）踝上方，另一手置于外（内）踝下方，相上推挤，纠正距骨侧方脱位。若距骨向前脱位，一手提小腿下段后面，一手握足，拇指置于距骨前上方向后按压，使之回位。若距骨向后脱位，一手按小腿下段前面，一手提足跟，使其归位。因胫腓骨下联合韧带撕断而致胫腓骨分离者，以两手分别置于内外踝上方，相对挤压，强迫分离骨合而复位。最后整复骨折，根据骨折移位方向，术者一手握住踝部，另一手的拇指和食指夹持错移的骨折片或推或按，使之归合对正。

上述整复方法，适用于双踝、三踝骨折合并踝关节脱位的病例。如系单踝骨折或无合并关节脱位者，只选用其中的骨折整复法。

3.固定：维持牵引下，踝部包一、二层绷带，内、外踝处各放一楔形棉垫，为了保持踝关节内（或外）翻姿势位，踝部外（或内）侧的棉垫略厚些，如胫腓骨下联合有分离，在踝上方外、内侧各放一棉垫，胫骨前或后骨唇骨折时，在胫骨下端正前方置棉垫，或在跟腱两侧放棉条。足部背屈90°，后侧置一直角托板固定，将足踝固定在外翻位（内翻形）或内翻位（外翻形），内翻外翻均以不超过10°为宜。早期卧床，抬高伤腿，隔二三天观察一次，如发现问题，及时处理。

四、药物疗法

初期：外敷武当伤科万应膏、武当三丰骨康膏，内服活血止痛汤。

中期：外敷武当三丰骨康膏，内服枳马二仙丹、秘制跌打丸、正骨紫金丹。

后期：下肢损伤洗药外洗，内服健步虎潜丸，根据情况服八珍汤加减。

五、练功疗法

参照髁关节脱位。

第五篇

其他关节脱位的治疗

第一章　下颌关节脱位

一、发病原因

下颌关节是头部唯一的活动关节，也是临床上常见比较容易脱位的关节。在正常情况下，下颌关节因有肌肉和韧带支持固定，不易脱位。假若外来的撞击力超过了这些肌肉，韧带的支持固定能力，该关节则易发生脱位。

二、临床症状与诊断

单侧脱位：下颌向健侧歪斜下垂，能言语，但讲话不清，牙排列不齐，不能咀嚼。

双侧脱位：下颌骨明显同前突出，口半张开，不能闭合，涎水自流，语言障碍。

三、手法复位

（一）单侧脱位复位法

准备：患者取坐位，患处外擦武当伤科药酒，作局部轻度按摩。

手法：术者站患者对面，一手扶住头后部，使头部固定，另一手拇指包裹纱布插入口内，按住最后一个臼齿，并用力向下按压，余指提托下颌部，向后推挤，听到入臼声即可。

复位后在患处擦武当伤科药酒，作理筋按摩 10 分钟，嘱 3 天内不吃硬食物。

（二）双侧脱位复位法

准备：患者取坐位，助手立于患者身后，患者背靠于助手胸前，助手双手扶患者头后，固定头部，患处外擦武当伤筋药酒，可用热毛巾热敷患处片刻。

手法：术者立于患者面前，双手拇指包裹纱布插入口内，按住双侧最后一个臼齿，并用力向下按压，余指提托下颌部，向后推挤即可复位。

复位后在患处擦武当伤筋药酒，作双侧理筋按摩10分钟，嘱3天不吃硬食物。

若下颌关节脱位后未能及时复位，可成为陈旧性脱位，或者习惯性脱位。复位方法可参考上述方法，但复位后要配合针灸，按摩及药物疗法。

针灸治疗习惯性下颌脱位，常用的方法是：温针取翳风、听官、下关、颊车等穴，留针1小时。针毕用隔姜灸上述穴位，每穴灸三炷，隔日针灸一次。

按摩治疗习惯性下颌脱位：患者取坐位，术者立于病人面前，施术时令患者牙关咬紧，患者保持精神安静、全身放松。术者以食指、中指自翳风穴、风池穴、下关穴、颊车穴作点压、揉摩手法，用力以患者能忍受为度。每次按摩20分钟，隔日1次。

四、药物疗法

下颌关节习惯性脱位，可服用活络丸，外擦武当伤筋药酒，并可用伤科热敷药方外敷患处。

第二章　桡骨头半脱位

一、发病原因

幼儿的桡骨头发育不全，较小，其直径几乎与桡骨颈的直径相等，有的还小于桡骨颈，关节囊比较松弛。当患儿前臂被过分向上提拉时，如穿衣、上扶梯或跌跤时，肘部伸直位受到提拉的影响，桡骨头可以从包围桡骨颈的环状韧带中向下脱位，使环状韧带嵌于桡骨头与肱骨小头之间，阻碍桡骨头复位。

二、临床症状与诊断

有被牵拉损伤史。肘部疼痛不肯活动，伤肢微屈于胸前，不能拿东西，肘部不红肿，但患处压痛明显。

三、手法复位

准备：家长抱患儿面向术者。

手法：术者一手握住腕部使前臂伸直，另一手握住肱骨髁上，拇指压于桡骨头，使肘关节稍屈曲，作前臂旋前及旋后动作，可感动桡骨头滑入声，示已复位。一般复位当时患儿可拿东西，亦可高举，嘱家长避免再作牵拉伤臂动作。

第三章　掌指关节脱位

一、发病原因

掌指关节脱位临床屡见不鲜，尤以拇指掌指关节脱位更为多见。当暴力作用于过伸的手指时，即可造成掌指关节后脱位。

二、临床症状与诊断

有外伤史，患指疼痛剧烈，向上（背侧）呈屈曲畸形，关节活动功能丧失。

三、手法复位

准备：患者取坐位，作局部麻醉。

手法：术者用拇指与食指捏住病人伤指，呈过伸位，作持续牵引，另一手拇指压于病人伤指的基底部并推向远端，使与掌骨头相对，然后屈曲患指复位即告成功。复位后用弯竹小夹板将患指固定于轻度屈曲位，3～4 周拆除。

第四章　跖趾关节脱位

一、发病原因

跖趾关节脱位多由踢触硬物或重力直接击打所致，以拇趾伤为多见。

二、临床症状与诊断

伤趾的近侧趾骨向上向背侧移位，多成竖直位，趾骨头突出，远侧趾骨屈曲。

三、手法复位

准备：患者取坐位，将伤肢抬起。

手法：术者用绷带将伤趾绕住，术者一手拉绷带将伤趾向上向背侧牵引，使伤趾呈过伸位，从而使跖骨头脱离屈趾肌腱，然后向上向前牵引，另一手拇指将趾骨近端向远端及向下推压，即可复位。

复位后小夹板固定 1～2 周。

第五章　尾椎脱位

一、发病原因

尾椎脱位多由于滑跤跌倒时尾骶部着地所引起。

三、临床症状与诊断

有外伤史，局部疼痛，当欲坐下或欲起立时加重。X线拍片排除尾椎骨骨折。

三、手法复位

准备：患者取侧卧位，患处擦武当伤科药酒，将臀放于床边。

手法：术者左手带医用手套，以食指沾少许香油轻轻插入肛内，钩住尾椎拉向背侧，使其恢复原位。

复位后肛内放双管气囊，充气150ml，固定8～12小时即可。

第六篇 各种体虚劳损的治疗

第一章　落枕的治疗

落枕亦称失枕，此病多在一觉醒来后，突然感觉到颈部疼痛，头部转动不灵，也有外伤引起的急性发作。轻者几天自愈，重者可拖延很久，甚至逐渐加重。

一、临床症状与诊断

1.颈项部僵直痛，转动头部疼痛加重，多见一侧，两侧少见。

2.疼痛局部不红不肿，头部伸、旋转的功能受限。

3.枕骨下方（相当于胸锁乳突肌、斜方肌部位）有明显压痛。

二、手法治疗

1.患者取端坐位，术者站于其体侧后方。在患侧颈部外擦武当伤科药酒，作揉、摩手法 3 分钟，再以拇指平推两侧的肩及上背部，使患者感到舒适。

2.继续用拇指指腹顺其肩部的斜方肌、冈上肌、胸锁乳突肌的肌肉走向，作左右弹拨手法 3 分钟。

3.双手在肩作拿、捏手法 3 分钟后，作局部摸、摩、揉手法 3 分钟结束。

4.怀疑有骨质性疾病者，必须经 X 光拍片确诊，确诊后可在做完上述手法后，配合颈椎牵引法治疗。

5.手法疗法注意事项：

(1)手法均宜先轻后重，以患者无痛苦为原则。

(2)切忌盲目地作旋转手法，免出意外。

(3)颈椎牵引必须先轻后重，时间先短后长，应有专人照看。

三、针刺治疗

体针：取穴，支沟。

针法：左侧取右，右侧取左，作泻法。

手针：取穴，颈穴。

针法：取患侧穴位，作泻法。

耳针：取穴，颈、肩。

针法：可在针穴处作按压手法。

四、药物治疗

外用：武当伤科伤筋汤。

内服：桂枝、白芍、葛根、羌活、防风、姜黄、甘草、丹参、川芎、大枣、生姜，每日1剂，水煎服。

若有颈椎骨质增生者，可选用下方：

方1：生芪、白芍、木瓜、生草、仙灵脾、骨碎补、灵仙、川断、牛膝、苍术。水煎服，每日1剂。

方2：党参、黄芪、白术、当归、陈皮、柴胡、升麻、葛根、桔梗、地龙、鹿含草、炙甘草。水煎服，每日1剂。

方3：伸筋草、川牛膝、狗脊、秦艽、当归、桑寄生、木瓜、白芍、川断、杜仲、乳香、没药、生草。水煎服，每日1剂。

方4：地龙、蜈蚣、全虫、钩藤、伸筋草、葛根、丹参、牛膝、狗脊、草河车、白芥子、党参、鸡血藤、土鳖虫。研为细面，炼蜜为丸。每服 6 克，日服 3 次。

方 5：丹参、归尾、赤芍、白芍、川断、桃仁、红花、葛根。水煎服，每日 1 剂，孕妇忌用。

五、练功治疗

准备姿势：松静站立，双目平视，含胸拔背，头悬颈直，下颌微收，呼吸自然。

1.上身不动，双足开立与肩同宽，两臂侧举，手腕上翘，掌心向外，指尖弯向头部，成左右撑掌姿势。

2.头部缓慢地转向左侧，双眼尽量向左后方看，此时双手向外用暗劲，用意念将病痛从双手掌心排出全外。待两臂、两肩、颈部有酸胀得气感时，保持此姿势 1～2 分钟，将头缓慢地转向前，恢复端正位，双目平视。头部再缓慢地向右侧转，双眼尽量向右后方看，此时双手向外用暗劲，用意念将病痛从双手掌心排出体外，此时双手向外用暗劲，用意念将病痛从双手掌心排出体外，待两臂、两肩、颈部有酸胀得气感时，保持姿势 1～2 分钟，将头缓慢地转向前，恢复端正，双目平视，双手放下置于身体两侧，这叫一回。一般情况每次练功左右做 4～8 回，双足不动位，接做下势。

3.双手放两腰间，拇指在后，余指在前，头部缓慢地仰起，双目看天，头向后仰至颈部有酸胀感时，保持此姿势 1～2 分钟，头部缓慢直起，恢复端正，双目平视。头部再向前低下，以下颌触及到颈前气管下方，颈部有酸胀感时，保持此姿势 1～2 分钟。头部缓慢抬起，恢复端正，双目平视，双手放下置于身体两侧，这叫一回。一般情况每次练功前，后各做 4～8 回。

第二章　腰痛的治疗

腰为一身之要，内藏两肾，是足太阳膀胱经和足少阴肾经必经的要道，又是督脉循行、带脉环绕的部位。因此，腰痛是多种疾病所引起的常见而重要的症状。《素问·脉要精微论篇》云："腰者，肾之府，转摇不能，肾将惫矣。"强调腰痛与肾脏的密切关系。

现代医学的肾脏疾病、风湿病、类风湿病、腰肌劳损、急慢性腰椎骨质性病变、急性外伤、坐骨神经炎等均可引起腰痛。

病因病理

一、寒湿侵袭

劳动汗出，冒雨涉水，湿衣着身，或衣被单薄，当风受寒，或久居阴冷潮湿之地，以致寒湿邪气侵袭肌肤，阻闭经络，气血不畅，发为腰痛。

二、湿热内蕴

长夏时节，湿热交蒸，或寒湿郁久化热，或过食辛辣肥甘，运化不及，酿生湿热，湿热稽留，经络闭阻，而致腰痛。

三、气滞血瘀

跌仆闪挫，弯腰作业，强力负重，体位不正，损伤肌肉筋骨，或腰病日久，正气虚衰，气血运行不利，瘀血阻闭经络，均可导致腰痛。

四、肾虚精亏

素体薄弱，久病体虚，或劳欲过度，年老精血亏耗，以致肾精不充，腰失濡养，发为腰痛。《证治准绳》说：腰痛"有风、有湿、有寒、有热、有挫闪、有瘀血、有气滞、有痰积，皆标也，肾虚其本也"。

必须说明，上述病因往往夹杂交错或互为因果。如寒湿久留，可致血瘀或出现肾虚见证；肾虚之体又易感受寒湿之邪。临证当明主次缓急，方不致误。

辨证论治

一、寒湿腰痛

主证：腰部冷痛，有沉重感，转侧不利，卧而不减，阴雨天发作或加剧，舌苔白腻，脉沉迟。

治则：散寒祛湿，温通经络。

方药：白术 15g、茯苓 10g、干姜 10g、甘草 6g、桂枝 10g、独活 10g、桑寄生 20g、川牛膝 10g、威灵仙 20g、木瓜 10g。剧痛可加制川乌、制草乌，痛引下肢可加川断、狗脊、五加皮。

用法：水煎服，每日 1 剂。

二、湿热腰痛

主证：腰部胀坠疼痛，痛处伴有热感，口苦，胸闷，烦热，阴囊潮湿，小便赤涩，苔黄腻，脉濡数。

治则：清热利湿。

方药：苍术 10g、黄柏 10g、薏苡仁 20g、川牛膝 15g、川萆薢 10g、土茯苓 10g、防己 10g、木通 10g、海桐皮 10g。

用法:水煎服,每日 1 剂。

三、瘀血腰痛

主证:跌仆闪挫或久病伤络,腰痛如锥如刺,痛有定处,按之痛甚,俯仰转侧不利,或有血尿,舌质紫暗,或见瘀斑瘀点,脉涩。

治则:活血化瘀,理气通络。

方药:当归 15g、川芎 10g、桃仁 10g、红花 10g、赤芍 10g、延胡索 10g、炮山甲 10g、五灵脂 10g、地鳖虫 10g、川牛膝 15g、香附 10g、没药 10g。

用法:水煎服,每日 1 剂。

四、肾虚腰痛

主证:腰部酸软空痛,绵绵不已,腰膝无力,劳后加重,卧则减轻,喜捶喜按。偏阳虚者兼见面色苍白,神疲气短,形寒肢冷,舌淡苔白,脉沉弱。偏阴虚者兼见面色潮红,五心烦热,头昏耳鸣,舌红苔少,脉细数。

治则:补肾壮腰。

方药:(1)偏阳虚者用右归丸加减:熟地 20g、山药 10g、山茱萸 10g、枸杞 15g、杜仲 20g、菟丝子 10g、熟附子 10g、鹿角胶 10g、狗脊 10g、川断 10g。

(2)偏阴虚用左归丸加减:熟地 30g、山药 10g、枸杞 10g、山茱萸 10g、川牛膝 10g、菟丝子 10g、鹿胶 10g、龟胶 10g、桑寄生 10g、杜仲 10g、女贞子 20g、旱莲草 20g。

用法:水煎服,每日 1 剂。

针灸治疗

取穴：肾俞、命门、志室、夹脊、环跳、委中、殷门、阳陵泉、阿是穴。

方法 1：消毒皮肤，选准穴位，用标准针具，一次取 2～4 穴，每日或隔日治疗一次，也可采用电针治疗。

方法 2：取穴：孔最穴。

方法：选准穴位，消毒皮肤，3 寸半毫针刺入穴位，沿小臂尺桡骨外缘刺入 3 寸，针尖稍向上，用平补平泻手法。对急腰扭伤，可达到 1～3 分钟痛止的效果。若留针 5 分钟仍无效者，改用其他方法。

方法 3：取穴：手针腰痛穴（两个穴）。

方法：消毒皮肤，选准穴位，用 2 寸毫针刺入穴位，两个穴位的针尖均向内上方，平补平泻手法 2～3 次。一般对急性腰扭伤，1～2 分钟痛止，留针 3 分钟无效，改用其他方法。

方法 4：取穴：人中穴。

方法：消毒皮肤，选准穴位，用 1 寸毫针刺入穴位，针尖向上，用较强手法捻转两次，腰痛即止，留针 3 分钟无效者，改用其他方法。

特效手法

一、悬吊推捻法

患者双手抓住一横木杠，两手间距 60 厘米左右，脚不沾地，助手压住患者双手，勿使松脱，术者站其后，沿脊柱两侧由上而下推捻，遇有肌肉改变处，加重力量，三遍为一回，2～3 回可愈，可配合贴胶布法。

二、阴谷穴指压法

双手拇指按压两侧阴谷穴，每次压10分钟，急性1次/日，慢性2次/日，力度以患者能忍受为度。

三、五穴镇痛法

五穴即手扶、殷门、后心穴、手穴、足穴。

后心穴：在胸6～8椎体棘突旁开0.5cm，向下压向外推，禁止向内推，中午、傍晚此穴禁用。

手穴：腕横纹背侧的腰痛穴。

足穴：足小趾外侧距甲板0.1cm处，用切压法5～10分钟。

四、持续移位推法

沿与肌腱走行垂直方向，把压痛点处的软组织推移开，维持此状态30秒钟，再理顺3遍，重复3遍为1次，1次/日。

五、任脉点按法

1.定位：与腰痛点对应腹部位置。

2.患者用腹式呼吸，呼气时顺势下按，保持片刻，突然松开，以有明显发凉为准。

3.轻揉腹部结束。

六、调息推颤法

1.选好痛点，吸气时顺式下按。

2.憋气按压不动。

3.呼气一快速点颤，推动，6～10次为一遍。

要求：深部胀痛，皮肤不痛。

七、捏拿昆仑、太溪穴

患者站在床上，两手扶横杠站稳。术者以两手拇指掌关节相对，用力捏拿，患者可活动腰部 10～15 分钟。

八、腰前屈受限法

捏拿中腕穴，患者向前弯腰，让术者双手抓住中腕皮肤提起 3～5 分钟。

九、直腿抬高受限

按压尺泽 3～5 分钟，患者在术者帮助下，抬起一腿，术者揉坐骨结节 3～5 分钟。

十、咳嗽弹拨法

①找准脊椎棘实上压痛点；②患者咳嗽左右弹拨 3～5 次；③理顺 3～5 次。

十一、提腋调息法

①患者坐位，医者立其后，双手从腋后插入，交叉于患者前胸；②吸气时上提，呼气时快速放松 3～5 遍；③自由呼吸拍背 3～5 遍。

十二、推小腿肚法

用于闪腰岔气。

用手掌推小腿肚，由下向上，推 5～10 遍，双侧均推，以患侧多推。

水针疗法

可选用 25%～75%当归注射液 2ml，10%当归红花注射液 2ml，50～100%威灵仙注射液或徐长卿注射液 2～4ml，加等量 10%的葡萄液作穴内注射，每次选用 2 个穴位，每日或隔日 1 次。取穴同上。水针一定要严格消毒，正规操作。特别注意药物的不良反应。

耳针疗法

取穴：神门、皮质下、肾、腰椎或腰痛点。

方法：每次取穴2～3个，中强刺激，留针20～30分钟。

特效方法

1.猪腰子一只，杜仲15g，加青盐少许，煮烂，喝汤吃腰子，可治肾虚腰痛。

2.酒精、生姜、葱白各适量，捣烂外敷局部，治寒湿及外伤瘀血腰痛。

3.地鳖虫，焙黄研末，每服3g，黄酒送下，治外伤腰痛。

4.虎杖根500g，白酒1.5kg，浸一两周，适量饮服。治风湿，血瘀腰痛。

附：液体清洗法治疗重症腰痛32例

腰痛为临床常见病。湖北省丹江口市第一医院外科从1985年5月至1988年元月，选择了病程在半年以上，疼痛重，生活不能自理，而用其他方法治疗不能控制其临床症状者32例，采用液体清洗法治疗，效果良好，报导如下。

1.临床资料

性别，男，19例，女13例。年龄，最大的55岁，最小26岁。病程：最长的3年，最短半年。诊断为腰椎间盘突出症23例，腰椎肥大神经根受压3例，坐骨神经炎6例。

2.药品及器械

一次治疗量用静脉注射用的10%葡萄糖50~100ml，维生素$B_1$10mg，维生素B_{12}10μg，50ml无菌注射器一具，5号针头，消毒用的碘酒及酒精，消毒棉签，消毒止血钳，无菌敷料数块。

3.治疗方法

在患处找到压痛最甚硬结节处，严格消毒进针处。抽10%葡萄糖 50~100ml，加入维生素 $B_1$10mg，维生素 B_{12}10μg，在压痛最甚或硬结节进针，分层扇型注射。注射后以消毒敷料盖针眼，用双手紧按注射处，作摇晃按压手法 3 分钟，患者卧床休息半小时下床活动。

4.疗效评定标准及治疗结果

疼痛消失，功能恢复，可参加正常工作，定为痊愈。症状改善，可坚持正常活动，但仍有部分不适为显效。症状好转，但不能进行正常活动为好转。治疗前后临床症状无明显好转为无效。

5.病例介绍

例 1：丁某，男，36 岁，1985 年 6 月初诊。腰腿痛 3 年余，近 8 个月加重。3 年前因经常居住潮湿处，患腰腿痛，每逢冬天症状加重。1984 年 10 月因抬重物“闪腰”，左腰及左腿疼痛剧烈，行坐困难。在当地治疗 45 天无效，经人介绍转入我院。

检查：腰 4 ~ 5 棘突左侧压痛明显，可触及到一个 3cm × 3cm 大的硬节，施压疼痛向左下肢放射。X 线平片示，腰椎 4 ~ 5 间隙变窄。于腰椎棘突旁硬结节处行液体清洗法，隔日 1 次，共治疗 8 次，临床症状消失，活动自如，痊愈出院。

例 2：李某，女，29 岁，1986 年 4 月初诊。腰伴右臀及右腿疼痛 11 个月。1985 年 3 月因弯腰劳动，将腰扭伤，疼痛剧烈，活动受限。采用多种方法治疗无效，转入我院治疗。

检查：腰部活动受限，直腿抬高试验右腿为 0°，左腿为 60°，右侧腰呈板状，无明显压痛，右侧梨状肌压痛明显，可触及到条索结节。于右梨状肌结节处行液体清洗治疗，隔日 1 次，共治疗 5 次，临床症状消失，活动自如，痊愈出院。

6.讨论

（1）本法适应于软组织损伤、继发无菌性炎症，使用前要排除骨折、肿瘤、结石及内科病所引起的腰痛。

（2）本方法有疗效高，操作简单，痛苦小，使用安全，药源广，价廉等优点。

（3）本法若配合热敷、药浴等有利局部血液循环，可提高疗效。

注：此文发表在《中国医药卫生学术文库》第一辑，第四册。

第三章 肩周炎的治疗

肩关节周围炎简称肩周炎，又称“冻结肩”“漏肩风”，为中老年人的多发病，所以有称此病为“五十肩”的，多单侧发病，亦有左侧未俞，右侧亦病，但双侧同时发病者少见。

一、临床症状与诊断

1.常见无特殊原因而渐发肩部酸痛，活动无力，初发以疼痛为主，夜间更甚。

2.疼痛遍及肩关节周围，但以肩前面为显著，有时可向臂前及肘部放射。

3.在肩前、肩上、肩胛骨内侧的中下部及肩胛骨中心部有明显的压痛点。

4.肩关节活动障碍，影响生活。

5.肩关节脱位及锁骨、肱骨、肩胛骨折可引起此病。肩部软组织损伤治疗不当，亦可遗留此病。

二、手法治疗

1.准备姿势（以左侧为例），令患者平仰卧在按摩床上，左肩略抬起，身体向右侧斜仰卧。

2.自动摇肩：患者双臂伸直，在功能位允许的情况下顺时针方向、逆时针方向反复划圈，轮转患臂至少5分钟。

3.被动摇肩：术者右手持病人左手腕进行被动摇肩，

先顺时针方向,后向逆时针方向,摇动1分钟。

4.牵引患肢:术者双手握住患肢腕部,作一松一拉式的牵引。

5.点合谷穴。

6.伸屈腕关节:术者以左手指、中二指夹持患侧拇指,同时术者拇指及 食指持握患侧其他四指, 向下牵引,以右手拇指置于病侧桡骨基突处,中指置于尺骨突处,在牵引状态下伸屈腕关节2~3次。

7.伸屈肘关节。术者左手持握患肢手腕,四指在前,拇指在后,术者右手置于患肘之背侧,以拇指、中指分别点按患侧肱骨外、内上髁,此时术者两手在对抗牵引下伸屈肘关节2~3次。

8.点手三里穴。

9.点曲池穴。

10.点肩髃穴。

11.点扶突穴。

12.反复拿捏整个患肢,从上到下、从下到上,反复2~3次。

13.病人改健侧卧位,术者点天宗穴。

14.推肩拉肘:术者左手握持肘关节,右手推住肩关节,进行有节律推肩拉肘之动作。

15.揉肩:术者用双手环抱肩关节,病人之前臂夹持在术者左腋下,用术者身体自然摇摆力牵拉揉动患肢肩部3分钟。

16.被动前屈上举:术者右手握住患者患腕,左手扶持肘关节,在牵引伸直状态下向下按压肘关节。

17.对肩内收:患者取端坐位,术者在病人左侧,其右手从病人背后达对侧右肩拉住病人左手腕,作有推有拉之动作。

18.搓揉患臂:术者两手掌交错搓揉患臂从上到下、从下到上反复3次,手法完毕。

三、药物治疗

外用:武当伤科经灵酒外擦患处,每日2~3次。

内服:姜黄、葛根、白芍、桂枝、桑枝、灵仙,左肩加红花、桃仁、当归、丹参(孕妇及妇女经期忌用),右肩加党参、黄芪、香附。每日1剂,水煎服。

四、练功治疗

1.抬肩:弯腰,两上肢下垂,两手相握,两上肢向前摆动,幅度逐渐增大。

2.肩外展:弯腰,两下肢下垂,向左右自然摆动,幅度逐渐增大。

3.肩后伸:两足分开与肩同宽,两手在体后相握,掌心向外,用健手带动患手,尽力做后伸动作,身体不能前屈。

4.白马分鬃:

准备:两脚开立与肩同宽,两臂下垂,双手交叉在小腹前面,左手在上。

体向前俯,目视双手,两手交叉举至头顶上端,身体挺直,两臂向两侧分开,恢复准备姿势。上举时吸气,放下时呼气,动作宜缓慢,两臂宜尽量伸直。上举时如上攀物状，尽量使筋伸直展开，向两侧分开时，掌心向下成弧形线，两手交叉时，如左肩有病，左手在前，右肩有病，右肩在前。

五、针刺治疗

体针：取穴：条口透承山，肩贞、肩髃、肩髎、曲池。

针法：初期疼痛剧烈者用泻法，中、后期功能障碍者用补法。条口透承山时针尖只能在承山穴皮下，不穿透皮肤，留针时嘱患者尽力活动肩关节，留针 30 分钟。

手法：取穴：肩、颈。

针法：平补平泻法。

耳针：取穴：肩、颈。

针法：平补平泻法。

武当木七星针疗法：以木星针蘸武当伤科经灵酒叩打肩周及患侧颈部及背部，以局部皮肤潮红，患者感觉患处有热感为度。隔日 1 次，直至痊愈。

第四章　腿痛的治疗

腿痛为临床常见的多发病，它的病因复杂，临床症状不一，多数患者与腰部、臀部的疾患有直接关系。对于此病如果只看现象，不看本质，往往误诊为风湿性关节炎、坐骨神经痛、肌纤维组织炎。由于不能正确地诊断，治疗方法不当，效果往往不好。

因为腿痛病因复杂，症状不一，短篇实难尽述。这里仅就笔者临床常见与腰部及内科疾病没有多大关系、纯属下肢关节及关节周围的软组织病，如骶髂关节损伤、腘肌损伤、胫侧副韧带损伤、距腓前韧带损伤等症的治疗，加以介绍。

一、骶髂关节损伤与治疗

骶髂关节损伤是一种慢性损伤，多见于妇女，尤其是产妇。常单侧发病，有时亦可两侧发病。其症状类似腰椎间盘脱出，经常被误诊为腰部的疾病或风湿性疾病及坐骨神经痛。

这种病的主要症状及诊断可以概括如下：腰痛、腿痛或臀痛；夜里睡觉翻身痛；站着好些坐着痛，咳嗽打喷嚏时痛加重；分髋挤髋呈阴性。

治疗此症常用按摩手法：

1.分髋压迫手法：病人仰卧，将其骶部中线与治疗床缘平齐。术者站在床旁，用一手固定患者健侧髂前上棘，用另一手向下压迫患侧髂前下棘，患侧下肢可以垂在治疗床下边，以增加压迫力量。

2.转动大腿法：病人仰卧，将其骶部中线与治疗床缘平齐。术者站在床旁，用一手固定健侧大腿，用另一手压迫患侧屈曲的下肢。如为两侧损伤，可分别操作。

以上两法可交替使用，每种方法做 2～5 分钟，每日 1 次或隔日 1 次。

二、腘肌损伤的治疗

腘肌损伤是过去医学书上没有记载的疾病，但临床工作中见到不少患者，因活动不慎造成损伤。表现为小腿局部疼痛或膝关节周围疼痛。经常被误认为“关节炎”。但经检查并未发现关节的炎症病变，通过临床实践，使我们认识到：腘肌是一个小肌肉，而膝关节是个大关节，一大一小是一对矛盾，因而容易引起腘肌损伤。其症状为：蹲下起来、上楼（坡）痛，一般膝盖前面痛，有的腿肚抽筋脚跟痛，腿肚上端有压痛。经过反复实践，证明按摩腘肌确有明显效果。

治疗方法：在小腿后面上端，腘窝的下方三横指处，找到腘肌压痛处，用拇指作弹按摩法。弹拨方法与腘肌纤维方向垂直，即由下外方向上内方左右弹拨。每次弹拨 1～5 分钟，按摩完后，让病人仰卧，助手固定病人患肢大腿，医生握住患者小腿踝关节稍上方，向远端牵拉，这样作阵发性牵引 1～2 分钟，每日可作 1～2 次，直至痊愈。

三、胫侧副韧带损伤的治疗

发病时，病人主诉膝关节内侧痛及压痛，多有外伤史。

治疗方法：在膝关节内侧面找到压痛点，用弹拨手法左右弹拨 5 分钟后，加用下述两种手法。

背动手法 1：患者仰卧。术者坐在患者患肢部床端，将其患肢屈曲 90°，术者用一脚蹬住患者患肢股骨下端，用手握住病人小腿下端进行持续性牵拉，在牵拉的同时向内、外侧方向作旋转运动。

背动手法 2：患者仰卧。术者坐在床端，用双手握住病人小腿上端，将病人小腿屈曲约 60 度，术者用臀部压住病人足部，用双手前后推拉病人小腿。

上述两种被动手法，每日操作 2～5 分钟，每分钟操作 10～20 次。

四、距腓前韧带损伤的治疗

本病比较常见，病人主诉：足背外侧靠后方处疼痛及压痛。其原因是由于足外侧没有肌腱通过，距腓前韧带易于损伤。但扭伤后积极治疗和适当活动，则很快痊愈。如果扭伤后卧床休息不活动，则会造成慢性损伤，反而延长病程。

治疗这种疾病，急性的用针刺止痛，加上积极活动即可。针刺部位一在内踝后方一横指处扎透针，透到外踝后方，提插捻轮转，不留针，对慢性病人，则用摩法按摩距腓前韧带损伤外，并配合被动手法治疗，一般 1～4 周即愈。

被动手法 1：病人仰卧，膝关节屈曲。术者用一手将病人患肢脚跟骨固定于治疗床上，用另一手握住小腿下端，作上、下移动。

被动手法 2：病人仰卧，患肢膝关节屈曲 90°。术者坐在治疗床上端，用双手握住病人足前部及足跟，用一只脚抵住膝关节后面，双手用力向后牵拉，在牵拉的同时，双手用力将病足向内（向足心）旋转。

上述两种被动手法：每次做 1～5 分钟，1～2 天做 1 次。

针刺治疗：

体针：取穴：环跳、委中、膝眼、阳陵泉、阴陵泉、风市、足三里、昆仑、申脉。

手法：久病的寒证用补法，急性热症用泻法。

耳针：腿、臀。

药物治疗：

外用药：武当伤科热敷方热敷患处，土坑热蒸法。

附方法：挖一土坑，可以容患者腰以下及双下肢为度，以黄狗全骨架晒干一副，寻骨风 100 克，艾叶（干）1500 克，灵仙 100 克，桑枝 200 克，国槐树枝 200 克，诸药放入土坑内点燃，烧至诸药全燃时，坑内撒湿土薄薄一层。

这时在土坑上架一木架，将患肢放在土坑上让热气薰蒸，上面盖棉被，以免热气走失，若坑内热度太高，可再撒湿土，要以患者能忍受，不烫伤皮肤为度。此法薰后，多数患者能排除大量凉汗，症状减轻。

内服药：可选用独活寄生汤、身痛逐瘀汤、健步虎潜丸、大活络丸等。

练功治疗：参考髋关节脱位、膝关节脱位后的练功方法，此处不再赘述。

第七篇 伤科杂病的治疗

第一章　水火烫伤的治疗

由于强热侵触人体，造成体表损伤，称为水火烫伤或称烧伤。武当道教医药认为，热盛则肉腐，以致皮肉腐烂，若严重的侵害，则因热毒之气炽盛，伤及体内津液，以致脏腑不和、阴阳失调。故有时受伤严重者，出现伤阴损阳、脏腑不和及气津枯竭的危重症状。

一、外治法

（一）酒精或白酒外敷法

水火烫伤无论轻重、无论生疱与否，在第一时间皆可用毛巾、棉花或卫生纸浸高度白酒湿敷于伤处，待干时另换湿的，不可间断。轻者半小时，重者5~10小时。如果伤处生疱、脱皮，经用酒敷绝不会发炎、化脓，亦无火毒攻心之虑，因为高度酒挥发快，可将热毒带走避免了热毒内传。用此法初敷微痛，再敷则不痛，痊愈后不留疤痕。

（二）酱油湿敷法

用毛巾、棉花、卫生纸浸足酱油湿敷在水火烫伤处，干了就换，轻者不间断地敷半小时，重者连续湿敷1~2小时。痊愈后不留疤痕。

（三）小麦面埋藏法

水火烫伤，急用小麦面将伤盖住，用干面将伤处盖至10~15cm厚，亦可将手足埋藏在面桶内，面热换凉的盖上。

（四）香烟湿敷法

水火烫伤急将香烟用冷水浸湿敷于伤处。用烟多少，以受伤面积大小而定。

（五）生石灰加麻油外敷

生石灰 250g 加水溶解。冷却澄清后，取清液倒入洁净瓶中，以食用麻油 100g 缓缓加入，一边加一边用筷子不断向一个方向搅动。石灰水加入麻油后因化学反应，会变成乳白色浆糊状，待加入麻油不再变色时，就停止加麻油，盖好备用。凡遇水火烫伤，以此液涂之，有冰凉的舒适感，不须包扎，不会有感染化脓之虑。

（六）橘汁外敷

坏、烂的橘子不要抛弃，放在陶瓷制的粗罐或有色的玻璃瓶中，密封贮藏，越陈越好。最短越一年后使用最好。用时倒出浮在上面的橘汁，用毛笔沾此橘汁涂在卫生纸上贴于伤处。若受伤严重，很快此纸会干，干了再涂此汁于纸上，保持纸的湿度，持续不断，直到肿消为止。此方治疗水火烫伤有神效。

（七）白芙蓉油外敷

取开白花的芙蓉花一筐，投入麻油中，花多味浓，花少味淡。须调配适度。用酒坛、陶瓷罐或瓷缸及玻璃瓶封口贮存，越一年即可用。如能贮存十年以上者，则为无上灵药。将此油棉块浸湿敷伤处，亦可用泡油的芙蓉花敷于伤处，可立止痛，不论伤势轻重起泡及溃烂多年者，皆可用之。

（八）树枝煎汤涂搽

取三枝油，槐树枝、柳树枝、桑树枝各 65g，白蜡 45g、血余32g、红糖32g、冰片15g、麻油545g。先将三种树枝放油内煎枯、去渣，后将头发、红糖加入再煎一会，然后过滤去渣，再加入冰片、白蜡搅匀，晾一夜即可使用。用鸭毛或洁净毛笔蘸药油搽伤处，一天2次，1周可愈。

（九）武当烧伤膏

猪油500g、桐油60g、小九龙盘油（小九龙盘草30g浸泡在120g茶油内1周即可）60g、密陀僧24g、松香12g、黄连24g、首乌24g、泻叶12g、花椒12g、九月花15g、地苦胆15g、太和茶15g、地榆60g、虎杖30g。诸药分研极细面，将猪油加热120°加入陀僧搅匀，并立即停止加热，续加松香溶化，当液温将至100°时加入桐油，油温将至80°时加首乌、地榆、太和茶、花椒，油温将至60°时加地苦胆、九月花、泻叶、黄连、虎杖，油温将至40°时加入小龙盘油，边加药边搅拌，直到油和匀成膏收贮备用。无论水火烫伤轻重，溃烂与否，皆可以此膏外敷伤处，轻伤每日一换，重伤一日两换。

（十）武当道教医药水火烫伤浸泡湿敷法

虎杖30g、生地榆30g、黄连15g、黄柏15g、黄芩15g、生地30g、紫草15g、乳香15g、没药15g。将诸药研粗末。煎煮两次，约取药汁300ml，待药汁凉后，将患肢浸泡在药汁内。若受伤面积过大，可按比例加大药量，多煎煮药汁浸泡，伤处不便浸泡处（躯体部位），可用消毒毛巾浸泡药汁，湿敷患处，毛巾水干，可用药汁湿透，保持毛巾有药汁湿润，4～8小时换一次毛巾。直到伤处痛轻，水泡不生时换老君救苦膏至伤处痊愈。

(十一)黄瓜液湿敷法

夏至节以前,黄瓜数斤(或更多),拣净、捣碎,用瓷罐或玻璃瓶装好,将口密封,待到冬至,罐中黄瓜化水,每取黄瓜液浸泡或湿敷伤处。此黄瓜液不能污染,存放的时间越长越好。唯要在夏至节配制,急用时取之。

(十二)武当老君救苦膏

生地 50g、当归 50g、黄连 50g、紫草 50g、象皮 30g、甘草 20g、香油 1000ml、白蜡 50g。上药如法熬膏,外敷伤处,每日换药一次,直至伤处痊愈。

二、内治法

水火烫伤轻症,只需外治即可治愈,若伤势严重者,可配合内服药物,以防热毒攻心。

方 1:银花 30g、绿豆 30g、生甘草 20g。煎水代茶频服。用于轻伤者。

方 2:黄连 10g、黄芩 10g、生地 30g、元参 20g、赤芍 20g、丹皮 10g、山栀 10g、生甘草 10g、竹叶 10g。水煎服,用于重伤。

方 3:麦冬 20g、石斛 20g、白芍 20g、玉竹 10g、沙参 20g、生地 20g、黄精 20g、生草 10g、地骨皮 20g。煎水频服,适用于受伤后期,口干心烦者。

第二章　冻疮

冻疮是发生在寒冷潮湿季节，常见于手、足、颧部、耳廓等暴露部位，表现为紫红色或暗紫色，触之冰冷，严重的可以溃烂，收口缓慢。在武当道教医药里对冻疮有过丰富的记载，防治方法也是多种多样。《外科启玄》称冻疮为冷疮，《诸病源候论》称冻风、疡冻，《疡医大全》把冻疮发生在足跟的称为灶疡。

病因病理

外露的肌肤，触冒风雪寒毒之气，受冻时间过久，气血壅涩，以致气血瘀滞而成。

临床表现

常发生在手背、足背、颧部和耳廓等血液循环较差的暴露部位。损害为局限性瘀血性水肿，按之退色，压力去后红色恢复正常，严重的可有大疱，疱破后可产生溃疡。自觉有肿胀感，暖热后皮肤瘙痒，溃烂后有痛感。

鉴别诊断：应与多形红斑相鉴别。多形红斑损害为多形性，无瘀血现象，常对称分布四肢远端及面部，多发生在春秋两季。

治　疗

一、单验方

1.楝树果，水煎取药汁洗，极效。

2.秋茄根煎汤,乘热洗,如破皮以螃蟹壳烧灰掺之。

3.常用姜汁涂搽。

4.辣椒5只,煎汁一碗,搽洗,一日二三次。

5.蜂蜜、猪油,按7:1的比例,充分混合后,外搽患处。

6. 长辣椒30g,经冻麦苗60g,切碎混合,加水2000~3000ml,煮沸15分钟,去渣备用,趁热用布蘸药水洗患处,水凉为度,一日一次。

7.鲜虎耳草适量,洗净,捣烂,敷贴患处。

8.棉花烧灰,掺溃烂处。

9.蜀椒、川芎、白芷、防风、生姜各20g,浓煎取汁,洗患处。

10.取猪蹄的硬壳适量,烘干后研细,加麻油调成糊状,涂在溃烂处,一日二至三次。

二、内治法

一般不需要内治,部分较重的病例,酌情配合内服方。

治法:调和营卫,温经通络。

方剂:桂枝加当归汤。

方药:桂枝、灵仙、赤白芍各9g,全当归12g,炙甘草5g,片姜黄6g,红枣10枚,生姜3片。水煎,每日1剂,分2次内服。

加减法:平素畏寒者为阳虚之体,加制附片、巴戟天、鹿角片。气血虚弱者,酌加党参、黄芪、熟地、鹿角片。冻烂久不收敛,加白蔹、上肉桂、黄芪、党参。

三、外治法

方1:净马勃粉60g,白凡士林300g。凡士林加热,待溶化加马勃粉调成软膏，外敷冻伤处。

方2：紫皮独头大蒜适量。捣烂成膏，于阴历六月六日外敷冻伤处，在烈日下晒10~30分钟，待冻伤处痛不可忍时，将蒜膏去掉，若局部起泡，可用消毒针挑破，待水流净，用消毒纱块包扎固定，直到痊愈。一般外敷一次即可痊愈。

方3：洗药：当归、红花、川乌、草乌各9g，透骨草12g，加水适量，先熏后洗。

第三章 刺入异物取出法

异物刺入体内,常见有枪弹片、竹木刺、铁丁及玻璃碎片等。这些异物若不取出,则可造成化脓感染及其他变症。

方 1:竹木刺入肉内不出,蝼蛄(不论多少)捣烂敷患处,连续 3 次即出。

方 2:铜、铁、竹、木刺入肉内,以鲜蜗牛捣烂敷伤处,并用南瓜瓤捣烂敷盖于蜗牛肉上,3 天异物可取。

方 3:木屑、玻璃刺入肉内不出,用“老虎哥”(螳螂)一只,捣烂加乌药粉少许外敷伤处。

方 4:枪弹片、铅弹入肉内,但未进脏腑者,可用磁石、鹅管石、阳起石各 10g,田鸡头 3 个(焙黄),共研细面。先用瓷酒壶装满白酒,烫沸后将药面倒入壶中,速将壶口叩在伤口上,弹片可出。

方 5:枪弹入肉,未入内脏,用蝼蛄 3 个,韭菜地蚯蚓 3 条,南瓜瓤 15g,磁石 10g,共研细面,水调外敷患处。

方 6:蛇骨入肉内不出,取官蝉(臭虫)1 只,取官蝉血滴伤处,呈红色可见蛇骨跳出。

方 7:扎得很深的刺,把芋头磨成泥状,贴在伤口,刺自会浮出。

方 8:5 份老南瓜瓤、1 份蓖麻籽仁,共捣烂如泥状,敷于伤处，包扎，每日换1次药，直到吸出异物为止。

异物已取出局部红肿可敷下方：

萝卜削去表皮，再用刀刮萝卜成泥状，敷于伤口包扎，每日用药3次。

第四章　各种动物咬伤的治疗

一、毒蛇咬伤

毒蛇咬伤是一种险恶的外科疾患，被咬者如不及时治疗，往往有生命危险。蛇的种类很多，我国大约有160种左右，其中毒蛇有50种左右。而危害较大且能致人死亡的毒蛇主要有10种，如眼镜蛇、眼镜王蛇、银环蛇、金环蛇、蝮蛇、尖吻蝮、竹叶青、烙铁头、蝰蛇、海蛇。

一般毒蛇是头呈三角形、尾短而细、身体花纹色彩比较鲜明，但也有少数的毒蛇头并不呈三角形，体系花纹也不明显。毒蛇与无毒蛇的根本区别是毒蛇具有毒牙和毒腺，咬伤处留有一般齿痕外，另外二个或四个很明显的齿痕，形如(··)(,,)(::)，这些是毒蛇咬伤的特征。

(一)临床症状与诊断

毒蛇咬伤后，多有牙痕或自觉症状，如疼痛、肿胀、淋巴结肿大、伤口麻木、严重的晕厥，因蛇毒类型不同，蛇伤后会出现不同的症状。

1.风毒(神经病)：金环蛇、银环蛇、海蛇的蛇毒主要是风毒，风毒吸收快，但潜伏期较长，一般多在1～16小时后出现全身症状，易于疏忽，但危险性大，如能度过危险期(48小时)，症状一经好转，就能很快痊愈，一般无后遗症。

（1）局部症状：有伤口疼痛而麻木，并向上发展，伤口流血不多，患肢呈弥漫性肿胀。

（2）全身症状：有头昏、嗜睡，肌肉、关节疼痛，呕吐、腹痛及腹泻等。重者可引起颜面失去表情、不能言语、声音嘶哑、吞咽困难、口吐白沫、血压下降、瞳孔放大、抽搐、休克以致昏迷。常因呼吸麻痹、循环衰竭而死亡。

2.火毒（血循毒）：竹叶青、尖吻蝮、蝮蛇的蛇毒主要是血循毒。血循毒引起的症状明显，潜伏期短，发病急，易引起注意，应及早医治，因此死亡率低。但病情持久，在5~7天后还有死亡的可能，水肿消退亦慢，常造成局部坏死、伤肢萎缩、斜视等后遗症。

（1）局部症状：痛如刀割，伤口流血不止，患肢肿胀并向上发展，皮下出血，形成斑点或块状的瘀斑，皮肤发紫、发黑，水疱、血疱，以致组织坏死。

（2）全身症状：寒颤、发热，全身肌肉疼痛，衄血，尿血，尿闭，肾功能衰竭及胸腹腔大量出血和心脏损害。

3.风火毒（混合毒）：眼镜蛇、眼镜王蛇的蛇毒是混合毒。临床表现有神经毒和血循毒一系列病变。

（1）局部症状：伤口疼痛或麻木，患肢肿胀，并向上发展。咬在下肢者轻的肿至踝部、小腿，重则肿至大腿、腹部；咬在上肢者轻的肿至腕部、前臂，重则肿至上臂、胸部。伤口有血液渗出，周围有水疱、血疱。

（2）全身症状：轻者仅有头昏、眼花、周身关节疼痛，轻度发热等，重者可出现眼睑下垂、复视、视蒙或失明、胸闷、思睡、吞咽困难、张口不利、咽痛、味觉消失、颈项强直、尿少、尿闭、气促、呼吸困难、烦躁、昏迷。

(二)急救方法

1.早期结扎:是使伤肢少动、阻止或减少蛇毒吸收的一种方法。结扎的部位在受伤的上部,结扎紧度以阻断淋巴、静脉回流为度。结扎的时间在咬伤后愈早愈好,但每隔15~30分钟放松1~3分钟,以免肢体因血循环障碍而坏死。一般在服有效蛇药半小时后除去结扎带。

2.冲洗伤口:结扎后,应立即采用井水或河水冲洗伤口,去除伤口周围毒液。条件许可时,最好用双氧水、肥皂水或盐开水及中草药煎水冲洗。

3.扩创排毒:在冲洗伤口后,用小刀在两毒牙牙痕之间切开成"一"形,或"十"形切开,并检查伤口,有无毒牙折断残留,如有毒牙应立即取出,或再在伤口周围,根据肿胀情况做若干"十"字形小切口。同时用三棱针刺八邪、八风穴,沿皮深刺2~3毫米,使毒液外溢。还可以在伤口处用拔火罐法,使毒液迅速排出或畅流。抢救者若无口腔黏膜破损和龋齿,也可用口吮,边吸边吮,再用清水漱口。

伤口及其周围在扩创后,将伤肢的伤口浸泡在中草药煎液中或饱和的盐水中,可边浸边洗,也可在肿胀的肢体上轻而缓慢的从上向下挤压,持续10~20分钟。经扩创排毒后的伤肢,应采取下垂位置。伤口用中草药煎出液作冷湿敷,以利继续排毒,并可防止感染。

另外,老君神火放在伤口内燃烧,有破坏蛇毒的作用,是一种武当特有的急救方法。

(三)方药及使用的方法

1.内治法:武当伤科对蛇伤的内治原则是:镇痛、护心、定毒、排毒、防烂10个字。

方1:好醋一二碗,让患者病伤后立即内服,可起定毒作用,使毒气不随血走。

方2:半边莲(鲜)50g,煎水服,可镇痛、排毒,防止伤肢溃烂。山谣说:"认识半边莲,敢于毒蛇眠"。

方3:五灵雄黄散:五灵脂5g,雄黄2g,共研细面,酒调冲服。可排毒消肿防烂。

方4:白菊花、黄菊花各30g,煎水服,可防蛇毒入心。

方5:武当秘制紫金锭:白蚤休50g、山茨菰30g、五倍子30g、千金子10g、香白芷50g、真麝香1g、红大戟10g。诸药分研细末和匀,以糯米粥为剂,每剂药分作40粒,于端午、七夕、重阳日合药,如欲急用,辰日亦得,于木臼中杵数百下,成粉合丸。此方功效神速,出乎意料,每服1丸,日服3次。本方原稿无剂量。

方6:白芷麦冬汤:香白芷15g、麦冬15g,以水两碗,酒一碗同煎至一碗半,一顿服用,可排毒消肿解蛇毒。

2.外治法:

方1:鸡蛋拔毒方:鸡蛋5个,将鸡蛋敲破头,以破头合在蛇咬之处,听蛋内有声、颜色变黑再换一个,待鸡蛋不变色时,说明毒气拔尽,即止痛,神效也。

方2:白芷、蚤休各等份,研面水调外敷。

二、犬咬伤(狂犬伤,此处不讨论)

方1:真虎骨刮细面撒在伤处。

方 2:川椒、胡椒各等份研面外敷伤处。

方 3:生甘草 35g,煎水外洗伤处。

方 4:热牛粪外敷患处。

方 5:黄蜡 1.5g、樟脑 1g、梅片 1g,共为细末,每日 1 次,茶油调搽之。

三、蝎子蜇伤

方 1:雄黄研面,凉水调敷伤处。

方 2:用伤者的尿调土成泥敷伤处。

方 3:取井底泥敷伤处。

方 4:房上瓦沟里灰,凉水调敷伤处。

方 5:大蜗牛一个捣碎敷伤处。

四、蜈蚣咬伤

方 1:以雄鸡倒挂起来少时鸡口内流涎,以此涎涂伤处,立即止痛。

方 2:生茄子半个,加白糖适量捣烂外敷伤处。

方 3:野苜蓿适量捣烂外敷伤处。

方 4:雄黄面适量,黄酒调敷伤处。

方 5:鲜鸡血涂伤处。

五、蚊虫咬伤

方 1:取陈烟杆内的烟油涂伤处。

方 2:肥皂浸湿涂擦患处。

方 3:菊叶少许用盐揉出汁涂伤处。

六、蜂蜇伤

方 1:立即涂人尿于伤处。

方 2:马齿苋捣碎挤汁涂伤处。

方 3:大蒜捣泥敷伤处。

方 4:用人乳汁涂伤处。

七、猪咬伤

方 1:生龟板研面麻油调敷伤处。

方 2:生甘草煎水外洗伤处。

方 3:松香化开,乘热贴伤处。

八、猫咬伤

方 1:薄荷煎水外洗伤处。

方 2:银花煎水频饮水。

方 3:陈藠头嚼烂敷伤处。

九、鼠咬伤

方 1:以猫尿洗伤处。取猫尿法:用大蒜擦猫鼻即尿。

方 2:香椿树皮 50g,煎水内服。

方 3:若鼠咬伤处溃烂,以死猫头骨烧灰,撒伤处。

方 4:久溃不愈的鼠咬伤,内服参术膏。

十、蜘蛛咬伤

方 1:蜈蚣一条研面,猪胆汁调涂伤处。

方 2:秦艽 20g,煎水服。

方 3:兰靛汁一碗,入雄黄、麝香各少许点涂伤处,并服其汁。

方 4:白羊乳 50g,水煎服。

方 5:白羊肝捣烂敷伤处。

十一、熊虎狼咬伤

方 1:以肥生猪肉切片贴伤处,不断换之。

方 2:以生铁熬水洗伤处。

方 3：伤处出血不止，以地榆 50g、三七面 10g、苦参面 20g，共研细面撒伤处。

方 4：青皮棉卷为绳点燃。纳入竹筒内，将竹筒口对准伤处薰之。

方 5：生葛根煎水洗伤处。

第五章　创伤及手足指感染的治疗

一、创伤的治疗

创伤，是指由于外来的直接暴力，使皮肤、筋肉、筋脉以及脏腑受伤，而有伤口出血者。古代称为"金刃伤""金创"等，伤口的部位、大小、深浅、清洁与否，对愈合的快慢有着密切的关系。对创伤的治疗，武当伤科是止血为先，伤口及时清洗敷药，特别强调不能让伤口化脓。

（一）临床病因及症状

1.刺伤：由于针、钉、刺刀等尖锐器刺入所致。特点是伤口小、伤口深，可能伤及重要脏器，若治疗不当危及生命。

2.切伤：由于刀、玻璃、碎片等锐器的切割所致。特点是伤口边缘整齐而平行，出血较多，引流通畅，伤口小容易愈合，伤口大，损伤重要脏器，亦有生命危险。

3.挫伤：由于棍棒等坚硬物打击所致，伤口不整齐，伤口周围肿胀面大，多数有皮下瘀血，故伤处呈青紫色。

4.擦伤：由于磨擦在硬而不光滑的物件或地面，伤口有少量血液渗出。

5.撕裂伤：由于较钝的暴力，猛将皮肤、经络撕裂所致，伤口边缘多不整齐。

（二）治疗方法

止血：出血的多少，决定于受伤血脉的大小，若大血脉受伤，出血量在 500～1000 毫升者，若能及时合理地治疗，一般不致发生危险。若失血量达到 1500 毫升左右，如不及时抢救，常有生命危险。故武当伤科把止血作为治疗创伤的当务之急。常用的止血法如下：

1.压迫包扎法：适用于中、小伤口的出血。此法只需将伤口清洗干净，用武当如圣金刀散撒于伤口，外用洁布包扎即可。

附如圣金刀散：

方药：松香、白矾、枯矾、陈石灰。

制法：上药共研细面装瓶备用（经过高压灭菌后使用）。

功用：用于各种创伤、出血疼痛。

2.填塞法：适用于出血量多或找不到出血点的伤口。常用武当伤科的真武神效止血膏纳入伤口中，外用洁净布包扎即可。

附真武神效止血膏：

方药：阿胶、白及、象牙屑、珍珠粉、象皮灰。

制法：上药除阿胶，共为细面，阿胶烊化后，将药面合入，制成大小不等的薄片，备用。

用法：凡遇创伤流血不止，或伤及内脏出血，可将此膏纳入伤口，外用洁净布包扎。

3.捆扎止血法：此法适用于四肢的大出血，常用细而软的橡皮带或医用止血带，扎在出血伤口的上端，不宜直接扎于皮肤，须扎在伤员的衬衣外或垫以纱布再扎，松紧度以达到止血为宜，不可过紧。从扎带时算起40分钟松带一次，以免肢体坏死。捆扎时间以不超过2小时为宜。如有条件，一定要采用西医的缝合法止血，或西医手术抢救，并应预防破伤风。

4.内服药止血法：适用出血过多，难以止血者。

(1)独参汤：大人参25g，一次炖服。

(2)跌打便血汤：白及、茅根、大黄，水煎服，服用时加童尿少许更妙。

(3)跌打尿血汤：茅根、白及、车前、丹皮，水煎服，汤中兑童便少许更妙。

(三)创伤晕厥的防治法

创伤晕厥多由于出血过多，疼痛剧烈或精神过度紧张所致。如不及时抢救，将会造成危险后果。临床上常采取以下措施来防止晕厥的发生。

1.减轻疼痛：可用止痛药和针刺及气功点穴法止痛，重症骨折要注意立刻上夹板固定。还可采用西药止痛的针剂。

2.注意保暖：寒冷容易促使昏厥，可给病人热饮，或以棉被、热水袋等法保暖。

3.保持安静：伤员必须保持安静休息。

4.采用头低仰卧位：必要时请西医会诊，给予输血、输液、伤口缝合止血。

5.受伤24小时内要密切观察，预防内出血的发生。

6.一般创伤后，应给予玉真散内服，以预防破伤风，也可用西药肌注破伤风针剂，伤口用西药双氧水冲洗。

玉真散：

药方：生南星、防风、白芷、天麻、羌活、白附子。

制法：共为细面备用。

用法：每服10g，热酒一盅调敷。

(四)武当伤科各种创伤清洗药方

药方：千里光、金银花、红花椒、蒲公英、川黄连、山栀子、川黄柏、苦参根、白及、土三七、苍耳子、香白芷、乳香、没药。

用法：上药各等量，煎水外洗。

功用：解毒、止痛、止痒、生肌。

二、手、足指感染的治疗

手、足指趾感染是指指趾甲沟炎、化脓性指趾头炎。本病多有外伤(如针尖、竹、木、鱼骨刺伤)或昆虫咬伤，使毒邪乘虚而入，留于经络之处，阻塞络脉，气滞血瘀而发病。中医称为“疔疮”。在指趾甲旁的称为“蛇眼疔”，生在指趾甲顶端的称为“蛇头疔”，生在指趾间的称为“蛀节疔”。本人用中药膏外敷，必要时切开排脓的方法。十余年间治疗此病上百例，取得比较理想的效果。

(一)临床症状与诊断

1.有外伤史，指趾端有伤口。

2.有嵌甲病史和修剪甲后接触污水史。

3.局部疼痛、红肿，夜间跳疼。

4.全身发热，局部化脓。

5.日久可伤及指趾骨，形成骨髓炎，造成终身残疾。

(二)治疗方法

初起以甲疔膏(附方 1)外敷。成脓后切开排脓，外敷改良金黄膏(附方 2)。日久溃破形成骨髓炎者，以红升丹捻插入换药，有死骨者，在麻醉下取出死骨，以九一丹药捻换药。若有全身发烧者，内服清热止痛饮(附方 3)。

附方 1：甲疔膏

方药：无名异若干。

制法：将上药置于铁勺内，置火炉内锻红，立即倒入盛有陈醋的容器内，反复 7 次，研为细面备用。

用法：用药面少许，香油调为膏，外敷患处。

主治：指趾旁的蛇眼疔。

附方 2：改良金黄膏

方药：天花粉、香白芷、生大黄、川黄芩、川黄连、生南星、姜黄、苍术、陈皮、甘草、黄柏、厚朴、鲜山药。

制法：上药研细面，合鲜山药捣成膏。

用法：外敷患处。

主治：蛇头疔、蛀节疔、其他部位疔疮。

附方 3：清热止痛饮

方药：地丁、蒲公英、连翘、蚤休、赤芍、白芷、二花、生草、乳香、没药、黄连。

用法：水煎服，每日 1 剂。

主治：痈、疽、疔初起未化脓者。

第八篇

内伤与穴位损伤的治疗

第一章　内伤的治疗

凡因外力伤及人体内部，使脏腑经络、气血损伤者为内伤。被人点中要穴，虽也属内伤，但为便于叙述，容单独介绍。在此介绍最常见的头部内伤、胸肋内伤、腹部内伤。

一、头部内伤的治疗

头部内伤，可以影响全身，严重时可使患者丧失劳动能力，甚至丧失生命。头部损伤严重与否，不是根据头颅外表骨折或破皮等情况来作为诊断依据，而主要决定于头部内伤的程度，有时表面没有任何破损，却因严重内伤而危及生命。临床对头部伤一定要引起高度重视，对于伤势严重者，一定要求有西医的配合治疗，千万不能延误时机，造成不良后果。笔者在此只介绍脑震伤的诊断与治疗。

（一）临床症状与诊断

颅脑震伤主要为跌仆及暴力直接打击所致。主要症状是眩晕、头痛及呕吐，严重时可晕厥。轻伤时仅在短时间内出现头晕、眼花或眼前发黑、冒火星、耳鸣等症状，但很快就能消失。严重者则昏迷不省人事，可达数分钟至数小时不等，危重者可达几天以上，面色苍白、呼吸浅速、脉微弱而迟，并有轻度发热及四肢抽搐、痉挛。头部可能有挫伤、血肿等外伤和眼眶青紫。若颅骨底骨折时，可见鼻孔及耳道出血等危重症状。

(二)治疗方法

对于头部危重症状的治疗比较复杂,这里不述。仅对脑震伤患者脱离危险后,遗留的头痛、头晕、嗜睡等症介绍几种治疗方法。

1.平肝熄风法:适用脑震伤虽脱离危险,但仍有头晕、头痛、抽搐、心烦易怒等症者,可用天麻钩藤饮或防风归芎汤加减使用。

2.清热化痰安神法:适用脑震伤后、头晕、失眠、咳嗽痰多,用温胆汤加减使用。

3.补中益气法:适用于脑震伤后、头晕气短、体倦纳差,可用于补中益气汤加减使用。

二、胸肋内伤的治疗

胸肋内伤常由撞击或负重而致,轻者可致胸胁部气滞血瘀,重者可致肋骨骨折而有时刺伤肺部,出现严重症状。若损伤部位在左胁,造成内脏出血者,一定要请西医抢救。

(一)临床症状与诊断

胸肋部伤气后,经常出现的症状有胸闷、咳嗽、气急、呼吸不畅、疼痛胀满、面积较大,并无固定部位。轻伤患者往往经过1~2天之后,才觉得疼痛。

胸肋部伤血的症状是疼痛部位固定,面积较小,无气闷及呼吸不畅感觉,但严重者时有咳血或痰中带血,血色多见黑紫,咳呛,转侧时疼痛显著,有时还有轻微热度。

(二)治疗方法

1.瘀血停滞胸肋作痛,按之尤甚,可服用复元活血汤。

痛甚者,可服用活血止痛汤。

2.气滞而痛处不固定的,可服和营通气散,顺气活血汤,加活血祛瘀之药。

3.胸肋痛而兼日晡发热,喘咳带痰者,可用丹栀逍遥散加减。

4.胸肋外伤痛久不愈,可用黎峒丸、正骨紫金丹、胸胁散。

三、腹部内伤的治疗

腹及少腹内部为胃、肠、肝、脾、肾、膀胱等脏器所在,多因受到剧烈的外力撞击而受伤,甚至破裂出血。

(一)临床症状与诊断

如因暴力打击致伤者,腹壁上多见有青紫肿痛,或皮肤破损的痕迹,若腹内脏腑膜络损伤,气血瘀滞,破裂出血者,则疼痛剧烈引起晕厥。腹内出血,除留于腹内凝成瘀血外,有时外溢而成呕血、便血、尿血等症。出血多时,患者面色苍白、脉数细无力。

(二)治疗方法

腹部损伤出血太多, 要预防血脱气亡, 给予独参汤、当归补血汤。必要时请西医会诊,给输液、输血及外科止血。

一般腹部损伤, 瘀血作痛, 可选用舒肠活血汤加大黄、五灵脂等药。体实者可用人成汤,气滞作痛者,可用和营通气散,顺气活血汤加减。如遇气血两伤,常将以上方剂合并使用。脘腹击伤瘀血内结,胃气不降,大便不下而有较轻的呕吐症状者,可用膈下逐瘀汤加竹茹、半夏等,或佐以左金丸、润肠丸等，损伤腹痛尿血，且小溲涩痛者，可用小蓟饮子。

若孕妇腹部受伤，不可妄用祛瘀攻下之药，以防堕胎，只宜在安胎和气饮中稍加祛瘀生新之剂，使气血调和，其痛自止。

四、武当内伤救治方

（一）天麻钩藤饮

方药：天麻、钩藤、石决明、益母草、桑寄生、夜交藤、朱茯神、山栀、黄芩、牛膝、杜仲。

用法：水煎服。

功用：治脑震伤而引起的眩晕、抽搐。

（二）防风归芎汤

方药：当归、防风、川芎、荆芥、姜活、白芷、细辛、蔓荆子、丹参、乳香、没药、桃仁、泽兰叶、苏木。

用法：水煎服。

功效：化瘀定痛，治头部外伤、青紫肿痛。

（三）温胆汤

方药：陈皮、半下、茯苓、甘草、枳实、竹茹。

用法：水煎服。

功用：治脑震伤后遗头晕、失眠、心烦、吐痰。

（四）补中益气汤

方药：党参、黄芪、升麻、柴胡、当归、白术、陈皮、甘草。

用法：水煎服。

功用：治脑震伤后，头晕体倦、纳差气短

（五）复元活血汤

方药：柴胡、花粉、归尾、山甲、桃仁、红花、大黄、甘草。

用法：水煎服。

功用：治损伤积血胁下作痛以及大便不通。

（六）活血止痛汤

方药：当归、川芎、乳香、苏木、红花、没药、土鳖虫、紫荆藤、田三七、赤芍、陈皮、落得打。

用法：水、酒各半煎服。

功用：活血定痛，治跌打损伤、瘀积肿痛。

（七）丹栀逍遥散

方药：当归、白芍、柴胡、黄芩、白术、薄荷、丹皮、山栀、生姜。

用法：水煎服。

功用：行气止痛，调和肝脾。

（八）顺气活血汤

方药：苏梗、厚朴、枳壳、砂仁、赤芍、归尾、红花、木香、桃仁、苏木、香附。

用法：水煎服。

功用：活血祛瘀，行气止痛。

（九）黎峒丸

方药：牛黄、冰片、麝香、阿魏、雄黄、大黄、儿茶、三七、天竺黄、血竭、乳香、没药、藤黄。

用法：上药如法炮制，炼蜜为丸如芡实大，每服 1 丸，无灰酒送下。

功用：瘀血攻心，不省人事，一切无名肿毒、昏困欲死等症。

(十)胸肋散

方药:干姜、木香、香附、柴胡、杏仁、桔梗、乳香、没药。

用法:上药研面和匀,每服10g,白糖水冲服。

功用:胸胁外伤、咳嗽、呼吸痛甚。

(十一)独参汤

方药:大人参15g。

用法:水煎服。

功用:益气固脱。

(十二)当归补血汤

方药:当归、黄芪。

用法:水煎服。

功用:补气养血。

(十三)舒肠活血汤

方药:白芍、当归、玄胡、蒲公英、红藤、酒军、败酱草、甘草。

用法:水煎服。

功用:治自高坠下、不损皮肉、瘀血流注脏腑、昏沉不醒、二便不通。

(十四)小蓟饮子

方药:小蓟、滑石、大黄、通草、竹叶、藕节、当归、栀子、炙甘草。

用法:水煎服。

功用:凉血止血,利尿通淋。

五、武当内伤急救法

(一)吹鼻催嚏开窍复苏法

此法是将药末吹入患者鼻腔，刺激鼻腔黏膜引起喷嚏反射，从而达到通关开窍复苏醒脑的方法。早在东汉张仲景所著的《金匮要略》中就已记载："以薤捣汁灌鼻中"，或用"皂荚"研末吹鼻中以抢救猝死者。晋代葛洪则在《肘后方·救卒中恶死方》中记载了更多的催嚏开窍法，如"以葱黄刺其鼻"，或以棉渍好酒、鼻塞，手按令汁留鼻中，或以单味(如皂荚、半夏、菖蒲)为细末吹入鼻中等法。元代朱丹溪用通关散吹鼻取嚏，治疗"卒中风邪昏闷不醒、牙关紧闭、汤水不下"，药简效捷，通关散成为催嚏开窍之代表方。清代龚自璋的《医方易简新编》在通关散处方中加入麝香、薄荷，效果更佳，并将此方发展到治疗瘫闭、失语、癫狂等病症。武当山急救法中的通关散处方如下：

方药：细辛 10g、皂刺 10g、生半夏 10g、菖蒲 10g、薄荷 10g、麝香 1g。

制法：上药研为极细药面。

用法：用纸筒或竹筒将药粉少许吹入患者鼻中取嚏。

主治：气厥、痰厥、中恶、闭证中的寒闭、跌打损伤中的痛厥。

使用注意：

(1)本法为治标之法，只供急救用，不可多用。

(2)对高血压、脑血管意外、脑外伤致昏厥者不宜使用。平时素有鼻衄史患者，在使用时要特别慎重。

(二)擦牙开噤法

此法是将药末擦在患者牙上，使昏迷患者口噤自开的一种急救方法。清代何梦瑶《医编》载有："口噤即牙关不开也，由气血凝结于牙关筋脉，不能活动。以苏合香丸或生南星为末擦牙"，认为"乃为救暴中之急，预备当之"。本法借助药物辛香走窜之性及摩擦牙齿之刺激，促使昏迷者牙关开启，神志苏醒。武当开关散处方及使用方法如下：

方药：天南星 1g、冰片 1g。

制法：共研极细面，密封备用。

用法：用手指沾药面少许抹擦患者臼齿龈至牙关开启。

主治：中风、痉挛、惊厥等患者见牙关紧闭、口不能开者。

（三）点穴急救法

凡遇中风昏迷、热闭、气厥、寒厥、痰厥、中恶、客忤等神昏窍闭者，急用拇指点掐患者人中穴。若牙关紧闭者，点掐颊车穴。

第二章　穴位损伤的救治

点穴术是武医高手必备的基本功。武当伤科对点穴伤的救治，亦有独到之处。认为点穴的原理无非是使气血阻滞，使其不能流动，导致全身受它的牵制。如果能把所点穴位的门户打开，使其气血从新通畅，临床症状便会消失。比如某个时辰点人，闭住了某个穴位，那么气血一定会停滞在此穴的后面。救治应当在此穴的前面引导，或在对位的穴位开启，使被闭的穴位受到震激，渐渐开放，使所阻滞的气血也缓缓通过此穴。若被点的时间过长，气血必有凝结，便使此穴成为瘀穴，那么除了用合宜的手法外，应借用药物的力量来化瘀。

一、点穴歌诀

周身气血有一头，　日夜行走不停留。
遇时遇穴若受伤，　一七不治命要休。
子时走向心窝穴，　丑时需向泉井求。
井口是寅山根卯，　辰到天星巳凤头。
午时却与中原会，　左右蟾宫分在未。
凤尾属申屈井酉，　丹肾俱为戌时位。
六宫直等亥时来，　不教乱缚斯为贵。
天门晕在地，　尾子不还乡。
两肋丢开手，　腰眼笑杀人。

太阳并脑后，　　倏忽命归阴。
断梁无接骨，　　膝下急亡身。

二、经穴定位歌

三沟六河十二经，　前虎后龙在心中。
五脏六腑脾胃肾，　上进下出分明定。
头上七孔有明度，　认清穴道要谨慎。
二仙传道夹一窝，　伤损何处去手摸。
三十六穴在昆心，　背部护龙平半分。
头上七孔归八卦，　二边将合侧爬痧。
前后正身十二经，　十二经是保命经。
上有天宫前后定，　山根正在眉中心。
头上七孔风火贯，　廿四条似瓜藤行。
两傍身随如金锁，　托须上下紫金鹅。
牙下两筋痰血筋，　鹅风鹅食门闭妥。
头上两傍少阳经，　耳基耳忱在耳傍。
左右两肩在井泉，　左右井岩贴两边。
肩部各穴分明定，　有伤治疗即便全。
左右两乳定气门，　乳下气门定时辰。
乳下气门休乱动，　有伤有损药可行。
左右金钱至飞燕，　飞燕本是气水贯。
左右燕头护圆心，　圆心气水滴骨脘。
左右燕尾下金弦，　终有勾子详下边。
下至腰子并肚腹，　五穴分明实相连。
子午两时为肚瘫，　两筋贯肾互相缠。
肾筋缠珠经穴通，　应知正是在心中。

医伤全在灵机变，　左右海河枇杷筋。
左右边拦护海心，　左右口中如鱼唇。
裆里坐跨气水沟，　两膝鱼脉后与中。
涌泉地穴脚板中，　左右踝臁侧脚损。
两傍脚背花气口，　左右吊筋为闭经。
前有龙卵后粪门，　天平正在跨裆里。
铜壶滴漏居当中，　粪门上面正凤尾。
下有两筋腰子筋，　背上两筋护龙筋。
胸前两筋肚肺筋，　台梁两筋挂膀筋。
子午正在正中心，　为人莫度此穴清。
有损无益都是真，　若打此穴对子午。
三朝一七命归阴，　打中此穴对时辰。
及时就能见阎君，　三关六节辨时辰。
十二刻有十二门，　一时三刻六六穴。
戌亥走血散四筋，　半夜子时血归心。
气血九一通头顶，　头上东方见白发。
可定阴阳辨时辰，　此处记下十二时。
秋冬四季有早迟，　日出辰时至天空。
乌血流入七孔中，　辰巳相逢走鹅风。
巳落乔空四路通，　走下金钱上走肩。
血路第一巳时逢，　巳未相逢至金钱。
左右两肩中胃脘，　未时正落六脉穴。
子时肾筋并筋边，　凤翅筋与台梁筋。
台梁筋子要分清，　子午正在丹田穴。
血走鱼栏气归阴，　申时乌血正立裆。

后走阴来前扶阳，金鸡回转马公穴。
酉落二膝血归上，三关走血膝相撞。
左右两膝气血强，两足似马无病思。
戌亥乌血散四筋，日归阳来夜归阴。
三关六节血穴清，出手打人要留情。
伤及要处要急救，误时且要伤人命。
跌打受伤用药精，若不精细误杀人。
上下三部汤头多，破血破气还破膜。
医师要懂三套作，气闭人死先救活。
骨折脱位先正位，夹缚固定要无错。
出血快用止血药，防止毒风创内窝。
打得人死救人活，多作善事莫作恶。

三、十二时辰用药诀(纳子法)

子时血多多误伤，子午潮热面色黄。
胸肋肿痛吐血频，双元射七丹药灵。
丑时受伤在肝经，吐血面青病不轻。
心烦易怒人消瘦，通丑扶木汤最灵。
寅时伤后咳嗽多，只因肺家是伤窝。
胸闷气短不得卧，桔梗杏仁通气佐。
卯时受伤大便难，只因大肠功不全。
腹痛且莫等闲看，少腹加减莫等闲。
辰时受伤胃遭殃，纳呆珍肴食不香。
尚若能救此伤药，参香活胃要适当。
巳伤周身软无力，骨蒸智视力降急。
纳食无味大便溏，补中益气用之良。

午时受伤病在心，　手足麻木腹胀膨。
心慌如同冰上走，　天王养心丹药灵。
未时血头若受伤，　寒热往来痛难当。
气逼阴嗑吐白沫，　小便浑浊清利着。
申时穴伤笑不休，　此伤七日骨头枯。
小便癃闭不得出，　洲官饮子病能除。
酉时血头若受伤，　腰背疼痛如发狂。
二便不畅呕粪便，　化金补水汤灵验。
戌时受伤小便闭，　小腹胀痛真可怜。
四肢无力难行走，　且莫忘了导赤散。
亥时受伤面肌黄，　胸腹胀满痛难当。
若是重伤不急治，　三天必能见阎王。
此伤武当有妙方，　祖师留有通腔汤。
武当秘方效灵验，　灵活二字记心间。

附方 1：双元射七丹

当药：金钱草、广木香、小青皮、杭白菊、炒枳实、川厚朴、广三七、山栀子。

用法：上药研面，炼蜜为丸，每服 10g。

功用：子时损伤诸症。

附方 2：通丑扶木汤

方药：当归、白芍、鸡血藤、朱茯苓、川芎、三棱、莪术、鳖甲、栀子。

用法：水煎服。

功用：治丑时损伤诸症。

附方 3：桔梗杏仁通气汤

方药：桔梗、杏仁、沙参、麻黄、熟地、葶苈子、当归、麻仁、炒枳壳、川厚朴、款冬花。

用法:水煎服。

功用:治寅时损伤诸症。

附方 4:少腹加减饮

方药:当归、白芍、川芎、蒲黄、玄胡、桃仁、杏仁、木香、炮姜、小茴、桂枝。

用法:水煎服。

功用:治卯时损伤诸症。

附方 5:参香活胃汤

方药:党参、木香、陈皮、砂仁、茯苓、焦三仙、苍术、炙甘草。

用法:水煎服。

功用:治辰时损伤诸症。

附方 6:补中益气汤加味

方药:党参、黄芪、白术、茯苓、陈皮、柴胡、升麻、当归、甘草。

用法:水煎服。

功用:治巳时损伤诸症。

附方 7:天王养心丹

方药:全瓜蒌、桂枝、薤白、枣仁、桔梗、当归、熟地、白芍、川芎、朱茯神、炙甘草。

用法:研细面炼蜜为丸,朱砂为衣,每服 10g。

功用:治午时损伤诸症。

附方 8:浑浊清利汤

方药:车前、木通、泽泻、滑石、竹叶、生地、柴胡、黄苓、桂枝、党参、甘草。

用法：水煎服。

功用：治未时损伤诸症。

附方 9：洲官饮子

方药：二花、蒲公英、车前、泽泻、滑石、茅根、生地、琥珀(研面冲服)、过江龙。

用法：水煎服。

功用：治疗申时损伤诸症。

附方 10：化金补水汤

方药：桑白皮、葶苈子、生地、山茱萸、山药、茯苓、桂枝、半夏、陈皮、生姜为引。

用法：水煎服。

功用：酉时损伤诸症。

附方 11：导赤散

方药：生地、木通、竹叶、琥珀、生甘草。

用法：水煎服。

功用：治戌时损伤诸症。

附方 12：通腔汤

方药：酒军、当归、生地、枳实、厚朴、川楝子、青皮。

用法：水煎服。

功用：治亥时损伤诸症。

四、穴位伤验方

(一)太阳穴伤

太阳穴为死穴，若重伤即刻毙命，难以救治。若轻尚可救治。

方药:川芎、羌活、赤芍、当归、元胡、骨碎补、三棱、木香、苏木、蓬术。

用法:水煎服。

(二)巨阙穴伤

此穴为心之幕也,若重伤必死,轻伤服下方。

方药:桔梗、三棱、贝母、赤芍、当归、元胡、木香、桃仁。

用法:水煎服。

(三)偷心穴伤

此穴伤先服下方3剂,再服下飞龙夺命丹和地鳖紫金丹。

方药:竹叶、柴胡、钩藤、当归、陈皮、杏肉、桃仁、麦冬、沉香、炙甘草、防风、荆芥、柿蒂。

用法:水煎服。

附:飞龙夺命丹

方药:硼砂24g、地鳖24g、自然铜24g、木香18g、当归15g、桃仁15g、莪术15g、五加皮15g、猴骨15g、元胡12g、三棱12g、苏木12g、灵脂9g、赤芍9g、韭子9g、蒲黄9g、故纸9g、陈皮9g、川贝9g、朱砂9g、葛根9g、桑寄生9g、肉桂6g、乌药6g、羌活20g、麝香6g、杜仲20g、秦艽20g、土狗6g。

用法:上药研细面,重伤服10g,轻伤每次服5g。陈酒冲服,每日2次。

附:土鳖紫金丹

方药:血竭、土鳖、硼砂、自然铜、土狗、元胡、乌药、当归、桃仁、牛膝各20克,麝香3g,灵仙、香附子、川断、五加皮、猴骨、苏木、贝母、陈皮、泽兰、灵脂、菟丝子各24克。

用法：上药研细面，重伤每次服10g，轻伤每次服5g，陈酒冲服。

（四）华盖穴伤

此穴受伤以下方煎服。

方药：枳壳10g、良姜3g、三棱4g、当归4g、元胡3g、木香3g、砂仁10g、乌药3g、青皮3g、桃仁3g、苏木3g。

用法：水酒各半煎服。

（五）气海穴伤

此穴伤用下方冲服飞龙夺命丹。

方药：菟丝子、上官桂、刘寄奴、炒蒲黄、杜仲、元胡、青皮、枳壳、香附子、灵脂、归尾、砂仁、五加皮、陈皮。

用法：水煎服。

（六）关元穴伤

此穴伤用下方。

方药：青皮、车前子、赤芍、当归、元胡、木香、桃仁、乌药、苏木、莪术。

用法：水煎服。

（七）命门穴伤

此穴伤用下方。

方药：当归、川芎、枳壳、陈皮、香附子、厚朴、木香、刘寄奴、苏木、落得打、三七、乳香、萹蓄。

用法：水煎服。

（八）章门穴伤

此穴伤分左右，左伤用方1，右伤用方2。

方 1:归尾、赤芍、红花、荆芥、元胡、青皮、木香、三棱、苏木、桃仁、陈皮、莪术。

方 2:肉桂、菟丝子、归尾、蒲黄、加皮、元胡、杜仲、灵脂、寄奴、香附、砂仁。

用法:水煎服。

(九)乳根穴位

此穴伤分左右,左服方 1、右服方 2。

方 1:郁金、赤芍、红花、莪术、元胡、寄奴、青皮、当归、木香、骨碎补、乌药、桃仁。

方 2:生地、当归、赤芍、荆芥、元胡、百部、桑白皮、红花、青皮、木香、桃仁、苏木。

用法:水煎服。

第九篇

武当秘传跌打外伤药方

一、武当练功保筋通脉方

桑寄生15g、川断10g、补骨脂32g、白花蛇10g、全蝎10g、虎胫骨10g、菟丝子10g、当归尾10g、甘草5g、箭芪15g、龙骨10g。以上诸药，共研细为粉以后，盐开水泛丸如豌豆大，用百草霜挂衣晾干，每次练功前吞服10粒，再喝黄酒两口，片刻练功自感筋劲易柔、柔易似钢，脉顺气从，浑身轻灵，强壮有力也。

二、武当练功畅通气血方

当归15g、生地10g、熟地10g、白术10g、山药10g、黄芪10g、陈皮6g、木香3g、小茴香15g、甜瓜仁6g、生甘草3g、败沉香0.5g。以上12味共研细末，装入瓶内密闭，每练功前服6~10g，用老白酒半两送服，可扶气血，横顺左右，上下畅通宜于功也。

三、被拳击伤方

（一）伤处青肿疼痛

红花10g、赤芍药15g、桃仁6g、自然铜1g（煅红醋浸3次）、生甘草6g、当归15g、木香5g。水煎两沸，用黄酒50g送服，神效也。

（二）拳伤胸胁阴痛方

桃仁6g、红花10g、川郁金3g、云木香5g、苏木10g、土鳖3g、自然铜1g、当归15g、川芎10g、赤白芍各10g。以上11味药，共加冷泉水3升，煎取1升，加头生男生（五月以内者佳)小便一杯,温之服也。立效。

若内瘀作痛加云南大头三七粉(冲服),生蒲黄、五灵脂各10g。

(三)拳伤鼻衄急救秘方

取鲜小蓟叶数片,揉烂速塞入鼻内,立止也。

又方:取妇人头发一撮烧成灰,取投入鼻甚效,或用冷泉水拍击前额部,立止。

(四)拳击心口吐血急救方

白及32g、三七6g、血余炭10g、栀子炭15g、大黄炭10g、炒白芍10g、马灯草32g。共制成粉末,内服10g立效也。

(五)拳击百会穴晕倒方

附子10g、人参32g、白术12g、炙黄芪32g、石菖蒲10g、苏合香1g、干姜3片。共煎一碗灌之神效也。

(六)击小肚致小便尿血方

小蓟炭32g、白茅根32g、三七1g、瞿麦32g、冬葵子15g、乱发灰10g、生甘草6g。水煎服,加童便一杯即愈也。

(七)击小肚疼痛难忍方

当归15g、玄胡索10g、川芎6g、香附10g、木香5g、赤芍药10g、桃仁6g、丹参32g、五灵脂6g、生蒲黄5g。水煎服,立效。

(八)击小腹大便下血方

生地榆32g、大生地32g、川黄连10g、葛根32g、甘草6g、槐花炭15g。水煎服,一剂神效也。

(九)击打伤筋方

山门前河蟹一具,蟹足数只,捣烂敷于患处,立愈也。

（十）击颔脱白方

令伤者靠椅正坐，忽惊，医者用两手托住下颌，向脑后上方用劲送入窍，入位后。再用生天南星捣碎摊于白布上，外敷紧扎也，患伤当晚即愈也。

（十一）击面部青肿疼痛方

木鳖子3个（香油焙灰用），无名异适量（去土），自然铜适量（煅），乳香10g（去油），没药10g（去油），苏木10g。以上诸药共研细末，以嫩蜜汁制丸，如鸡头米大，每服三丸，白酒送下，神效也。

（十二）击伤手疼不止法

天麻10g、白芷10g、白附子10g、生南星10g、防风10g。以上诸药共研细末，加失笑散32g，中和匀，每服10g（用热白酒50g盅调服）。再取药粉适量用酒调成为糊状，敷于患处，一至二日即愈也。

（十三）拳击面部青肿方

取肥猪肉250g，鲜黄花菜一大把，捣烂和之，敷于患处立愈。

（十四）拳击心口瘀血阴痛方

取虻虫5只、牡丹皮32g、红花15g、鲜芍药15g。煎汤一碗掺入童便，2剂即愈。

（十五）拳打脑破方

大生地48g、人参6g、龙脑0.4g、龙齿15g、象皮15g、黄芪32g。共研末，每服3g，次日即愈。

（十六）拳击胸疼痛方

玄胡索64g、红花15g、青柳枝皮64g、桃枝32g。水煎服，加童便更神效也。

(十七)拳击太阳穴头痛欲破方

当归15g、川芎10g、白芷10g、野山羊角10g(锉末冲服)、细辛6g、红花15g、桃仁10g、甘草3g。水煎服，神效。

(十八)拳伤下腹阴痛方

当归15g、红花10g、虻虫0.5g(去足翅)、生蒲黄15g、五灵脂(醋制)6g。水煎服，神效。

四、棍鞭治方

(一)棍伤腰痛方

当归32g、红花15g、川芎10g、自然铜(醋煅)6g、川牛膝15g、鸡血藤32g、苏木10g，大黄10g。水煎服。

(二)棍伤项后肿痛方

杏仁5个、桃仁10个、川黄连15g、血竭8g、花椒10g。共捣为烂泥，敷之痛止。

(三)棍击印堂穴破方

白及、三七、白矾、五倍子各等份，共为细末，敷于伤处血可止，痛可愈。

(四)鞭伤肩背肿痛方

当归15g、川芎10g、生蒲黄3g、川椒6g、泽兰10g、红花10g、桃仁10g。水煎，黄酒150g送服，立愈。

(五)棍打跌倒伤身方

驴皮胶32g、赤芍10g、当归15g、自然铜(醋淬7次)8g，取泉水二升，煎至250g，加幼童便一盅，同服下甚效。外用：麝香0.5g、龙骨4g、樟脑6g、轻粉15g，共研极细末撒于猪脂上敷痛处。

五、推倒摔伤方

当归 15g、川芎 10g、桂心 0.1g、红花 10g、牛膝 15g、甘草 6g、乳香 5g、没药 5g。取水、酒各 250g 同煎,合服下即愈。亦名:神灵酒也。

又方:血竭 6g、儿茶 5g、红花 5g、当归 15g、龙脑 1g、朱砂 1g、桂心 1g、附子 5g。共为细末,用白酒 50g 冲服,再喝童便散行,神效。

六、拳棍击伤总法

(一)伤处红肿

瘀血内积者用:当归 15g、川芎 10g、红花 10、陈皮 6g、木香 5g、枳壳 6g、桃仁 10g、木通 6g、乳香 5g、没药 5g、甘草 6g。水煎服。

(二)伤处已破者

三七 10g、血余炭 5g、麝香 1g、白芷 15g、天花粉 5g。共为末撒于伤处血即止也。再用当归 15g、川芎 6g、乳香 5g、没药 5g、白芷 10g、玄胡索 12g、甘草 6g、赤芍 10g、二花 10g、连翘 15g。水煎黄酒送下,神效。

(三)伤后血晕者

人参 32g、附子 6g,水煎灌之神效。

(四)溃破久不生肉者

黄芪 6g、白芷 6g、天花粉 10g、轻粉 1g、乳香 5g、没药 5g、二花 6g、连翘壳 6g、麝香 1g、血竭 10g、龙骨 6g、生南星 6g、蛇含石 6g。以上诸药共为细末装瓶内备用,用时撒于伤处盖之,一至二日毒尽长肉,三至五日渐愈也。

（五）伤口久流脓水泛青者

二花 32g、连翘 32g、白芷 10g、乳香 6g、没药 6g、黄芪 32g、防风 10g、赤芍 10g、甘草 6g。水煎服，饮药汁尽，再饮上白酒一盅，二至三日脓渐退，颜色由白青变红，继服三五剂愈也。禁忌大蒜、羊肉也。

（六）补养法

伤久体弱，面黄肌瘦者：人参 15g、当归 15g、熟地 32g、黄芪 32g、赤白芍各 10g、白术 15g、大枣 3 枚、白茯苓 15g、炙甘草 10g，水煎连服 5 剂渐愈。或人参 32g、当归 15g、黄芪 32g，蝗虫 20 只（去头足）。共煮喝汤，吃虫也神效。服药忌食绿豆、大蒜、葱、醋。

七、棍打头伤方

桃仁 10g、红花 10g、乳香 5g、没药 5g、血竭 5g、当归尾 15g、土鳖虫 6g、自然铜 10g（淬淬 7 次）、白胡椒 3g。先将前 8 味药研成细末，再取白胡椒用清泉水 3 升熬煮至半升，泛药粉为丸，如绿豆大，成人每服 4.5g，用黄酒冲服。神方也。凡棍打伤处或破，未破伤，神效也。破者撒上药粉；未破者用白酒调成糊状涂伤处，也可内服，也可外用。但孕妇禁用，此方对非正当君子莫轻易传也。

八、锤伤头颈方

红花 10g、指甲花 15g、野菊花 32g、刘寄奴 10g、桃枝 64g、柳枝 64g、青杨柳枝 32g、槐树枝 32g。水煎洗之即愈。

九、金伤愈伤丹

当归 10g、川芎 10g、自然铜 15g（醋煅）、没药 6g（醋制）、乳香 10g（醋制）、豹骨 6g、苏木 10g、土鳖 10g、穿山甲 6g、甘草 6g、虻虫 5g、失笑散 15g。以上诸药共末，取嫩炼蜜 500g，加入适量米泔水和之，稍放凉，以小米蒸半熟为性，泛成如豌豆大样丸，凉干密封备用，用时每服 7 丸，用黄酒 100g 送下，两次即愈也。

十、武当金伤总治

金伤者害其三也：一曰伤其肉，二曰伤其血，三曰伤其气。三伤均随带有毒害之血，血行全身回心脏藏于肝，故伤心损肝也。药滋金者惟毒居一。刀伤者一日死，箭伤者三日死，戟伤者四日死，钗伤者五日死。毒箭伤者，牙关紧闭，神志恍惚，舌青面晦，现绝脉者，必死不治也。抽风肢废，颤乱胡言者，难症也。

治法：手拨金毒，罐吸其毒汁，再以陈盐、甘草水洗之，用愈将散敷于伤处，白纱盖之，服逐毒汤甚效也。

（一）愈将散

麝香 5g、轻粉 6g、枯矾 6g、黄丹 6g、松香 6g、黄芩 6g、梅片 9g。上 7 味药共研末装瓶备用。金伤时取出用盐甘草水洗后撒伤处，白纱盖之，次日提毒膏敷贴。

（二）提毒膏制法

二花 15g、元寸 1g、轻粉 6g、松香 6g、红粉 15g、乳香 5g、没药 5g、自然铜（醋煅 7 次）6g、雄黄 6g、梅片 1g。以上诸药除元寸、红粉、轻粉单独碾成细粉，再把余药粉同元寸等研细掺匀，取香油适量调成糊状涂于患处，用白纱盖之，每日夜灯下换药一次神效也。

（三）逐毒汤方

乳香 5g、没药 5g、穿山甲 10g、蒲公英 32g、二花 15g、黄柏 10g、牡丹花 12g、玄参 10g、连翘壳 15g、野菊花 32g、赤芍 15g、皂角刺 10g、生甘草 18g。水煎加黄酒送服，三至五日愈也。

（四）金伤成疮方

轻粉 12g、儿茶 12g、乳香 15g、没药 15g、三七 10g、元寸 1g、白芷 15g、梅片 1g、徽墨 15g。上 9 味药分别研细末合匀，用生芝麻油调敷瘀伤处，一次即愈。此方用于金疮已溃者。未溃者用血竭、文蛤各等份研细，野菊花 32g，水煎，调膏处敷伤处。

若箭毒入骨者需开皮刮去骨毒方能救命也。不去骨毒者必死也。华师多以麻沸散开皮刮骨去毒，其法甚妙也。关帝首例患者，英雄盖世也，相传关帝外敷的即是此方也。

（五）箭疮日久不愈方

外用：红粉 6g、轻粉 5g、藤黄 6g、雄黄 10g、黄柏 15g、蛤蟆皮灰 6g、白矾 6g、炉甘石 3g、梅片 1g。上药共研细粉，若溃烂发青者先用盐水洗涤后再用白矾、甘草水洗后撒上药，神效也。再以当归 24g、川芎 6g、乳香 10g、没药 10g、皂角刺 10g、穿山甲 3g、泽兰 10g、刘寄奴 10g、归尾 10g、红花 10g、桃仁 6g、甘草 6g。水煎二合用，黄酒冲服，若大便秘结者加大黄 10g、芒硝10g。

（六）草镰伤颈方

出血者取三七、马灯草、血余炭共研细粉撒伤处，用白纱盖之扎紧，伤轻者一次愈。伤重服后方：当归 24g、川芎 10g、赤芍 6g、乳香 6g、没药 6g、红花 10g、生地 15g、甘草 10g、二花 15g、连翘 15g。

水煎，加童便3盅，内服3剂，神效。

（七）毒箭伤骨方

先取巴豆1粒（去油）、活羌螂1只（去头足）、杏仁5粒、桃仁5粒。共砸百锤成细泥，涂于伤口四周，诱使伤口皮痒，去掉药泥，用火罐吸其毒液，再用盐水洗之一至二遍，以元寸0.1g、明矾1g、雄黄10g、三七6g、白芷10g。共研细末，撒于伤处。次日以红粉6g、元寸0.1g、梅片6g、乳香3g、没药3g、白芷6g、天花粉10g，共研为细末，用生蜜汁调之，敷伤处，白纱盖之。另取当归24g、川芎10g、二花15g、白芷10g、天花粉10g、透骨草15g、生甘草3g，水煎服。

（八）棍伤脚面方

棍下打脚面致青肿疼痛者：虻虫5只、土鳖虫2只、蜗牛2只、桃仁10g、乳香5g、没药5g。共研细末，用生蜂蜜调之涂于伤处，神效也。若破者加三七粉6g、白芷粉6g、大黄炭6g，拌匀撒于患处，立有止血止疼之效。

内服法：当归24g、川芎10g、红花10g、桃仁10g、苏木10g、生甘草6g、赤芍15g。取清泉水3升，煎取1升，加童便一碗兑服，一剂而愈也。

（九）武当金伤散

没药15g、乳香15g、血竭10g、苏木10g、当归24g、龙骨15g。上6味药投入碗罐中密封。外用黄泥一层，以文火烧煅五炷香许停火，待凉后，打开取出药粉，再研极细过箩，再入大头三七粉32g。金伤出血者用，立能止血。

（十）摔伤方

1.当归15g、川芎10g、红花10g、桃仁10g、三七10g、赤芍 15g、生地 10g、生甘草 6g、木香 3g。水煎服甚效。

2.水蛭 5g、乳香 10g、没药 10g、木香 5g、玄胡索 15g、甘草 6g、木通 10g。水煎服。

（十一）棍伤筋骨方

主治：伤筋动骨，棍械击后皮肤青肿暴起，内瘀作痛，腿伤不能走，胳膊不能举。

方药：元寸 10g、马前子 120g（油炸刮毛）、红花 200g、桃仁 120g、没药（醋制去油）120g、乳香（醋制去油）120g、土鳖虫 64g、麻黄 100g、白芥子 64g、当归 100g、川芎 100g、自然铜（醋煅）120g、生甘草 64g。

制法：以上 13 味药，先取元寸单研成极细粉（配入合适辅料），其余 20 味药共碾成细粉，全部混合拌匀。取蜂蜜 1050g，炼之黄泡沫下，过滤后掺入药粉，搓成丸如小弹子大（每丸药重 6g），用蜡纸包，制盒密封，放阴凉干燥处。

服法：成人每服 1 丸，日服 2 次，用黄酒送下。

注意：此药对于跌打损伤也有良效，孕妇禁用。

（十二）武当秘传枪伤散

主治：枪、箭、刀、戟、钗等击伤，化脓，肿痛，创口久不愈。

药方：元寸 3g、儿茶 64g、没药（醋制）32g、朱砂 32g、乳香（醋制）15g、马灯草 32g、白及 32g、血竭 24g、桃仁 32g、赤芍 32g、梅片 3g。

制法：上列 11 味药研成细粉（麝香单研），每 1.5g 包一包，密藏备用。

用法：外用，取药粉适量，用白酒调成糊状涂抹患处，如新伤口，可直接撒上，甚效。

十一、点穴救治法

（一）点华盖穴治法

华盖穴在心上属肺经，受伤重，血迷心窍，必定昏晕而死，急用药发散为妙，恐防心胃气血瘀滞，用引药为君，枳壳 6g、良姜 6g，同十三味药方共煎（十三味药方见后），用陈酒冲服，加七厘散 0.6g，能通心胃滞血与腹中泄泻四五次，用冷粥一碗吃下血止，再服夺命丹 3 剂痊愈。如不治，13 个月发症，主死不治。

（二）点肺底穴救治法

肺底穴被点者，日定亡，或出鼻血而死，急服十三味煎药。另加引药：桑白皮 6g，照前煎服，又七厘散 0.5g，紫金丹 3 剂，痊愈。如不治断根者，十二个月发嗽主死不治。

（三）点正气穴治法

左偏乳上 1 寸 3 分，名正气穴，属肝经，被点者十二日死。引药：乳香 6g、青皮 6g，同十三味煎服。又七厘散 0.5g，次服夺命丹 2 剂，如伤轻不服药，四十八日发病，主死不救。

（四）点气海穴治法

被点者三十八日主死，加引药为君，木香 6g、广皮 6g 同 13 味煎服。又七厘散 0.5g，次服夺命丹 3 剂，再加减十三味痊愈。

（五）点上血海穴治法

血海穴，属肝经，被点者，一百一十六日死，加引药木香 6g、元胡索 6g,同十三味煎服,又七厘散 0.5g,推行瘀血,再服夺命丹 3 剂,加减十三味。

(六)点正血海穴救治法

右乳下 1 寸 3 分为正血海穴,属肺经,被点者吐血而死,方用:刘寄奴 6g、桑黄 6g。同十三味煎汤服,又七厘散 0.5g,次服夺命丹 1 剂,如不治痊愈,六十四日主死不救。

(七)点下血海穴治法

右乳上 1 寸 4 分下血海穴,属肺经,被点者,六日泻血而死,急用十三味,加引药:五灵脂 5g、蒲黄 5g,共煎服。又七厘散 0.5g,次服夺命丹 3 剂,如不医愈,五十四日定死不救。

(八)点气、血二海穴治法

左右旁乳下 1 寸 3 分气血二海,属心肝肺,此乃一计害三贤,三侠同伤,七日主死,急用十三味加引:木香 5g,枳壳 5g,同煎服,又能服夺命丹 3 剂,七厘散 0.5g,如不服药治愈,五十六日必死无救。

(九)点墨虎穴治法

心口下软骨中名黑虎偷心穴,被点者,立刻眩晕不醒,急用十三味,加引:肉桂 3g,炒紫丁香 1g,同煎服。次服夺命丹 3 剂,有效,如不服药治愈百日主死。此穴若被鸡心拳点中者,拳回即死无效。指伤十二日主死不治。

(十)点藿肺穴治法

心口中下 1 寸 3 分为藿肺穴,属心经,被点者,立刻昏迷不醒,再用打右傍肺底穴下半分,随举劈掌声雷动一挪即还醒。此名回魂穴。受伤引药:桔梗 3g、川贝 5g,同十三味煎服2剂，又服夺命丹3剂，再服紫金丹3剂，如不治痊愈，百二十日发病，主死不救。

（十一）点翻肚穴治法

心口中偏左1寸3分名为翻肚穴，属肝经，被点者一日即死，加引药草豆蔻3g、木香3g、巴豆霜0.1g，同十三味煎服。又七厘散0.5g，次饮夺命丹3剂，又加减十三味汤药两剂量，再用地鳖紫金丹3剂，外用吊药敷之，如不治愈者，百二十日主死不救。

（十二）点腹脐穴治法

腹脐内属小肠脾二经，被点者二十八日定死，加引药桃仁5g、元胡索5g，同十三味煎服。又七厘散0.5g，夺命丹3剂，痊愈。如不服药治愈，一月发病，主死不救。

（十三）点丹田穴治法

脐下1寸3分为丹田穴，亦名分水，精海二处相连，属小肠肾经，被点中九日即死。加引药三棱、木通各5g，同十三味煎服，又七厘散0.5g，次加减十三味两剂，如不服药治愈，四十九日定死不治。

（十四）点正分水穴治法

脐下1寸4分为正分水穴，属膀胱经，此处是大小肠二气相汇之穴，被点者大小二便不通，十四日死，急服十三味加引同煎。加引药莪术、三棱、生军各5g，又服七厘散0.5g，次服紫金丹2剂，如不医痊愈，百八十四日主死不治。

（十五）点气隔穴治法

脐下2寸偏左肚为气隔穴，被点者，百八十日死。加引药五加皮、川羌活各5g，同十三味煎服2剂，又服七厘散

1g,再服夺命丹3剂,如不治愈,一年而死。

(十六)点关元穴治法

脐下3寸为关元穴，被点者五日必亡，急服十三味。加引药小青皮、车前子各6g,同煎,又七厘散0.5g,夺命丹3剂,痊愈,如服不断根,二十四日发胀死不治。

(十七)点血海门穴治法

右肋脐下2寸并横血海门穴,被点者一百四十七日定亡。加引药柴胡、当归各6g，同十三味煎服。又七厘散0.5g,次饮夺命丹3剂。

(十八)点气隔门穴治法

左肋软骨稍内相连之处,名气隔门穴,被点者一百二十日主亡。加引药厚朴、五灵脂、砂仁各3g,照前煎服,又夺命丹3剂,再加减十三味,如不治痊愈,二百四十日死。

(十九)点血囊穴治法

右肋软骨之下2分为血囊穴，若气囊二处同被点者，四十二日主死。加引药归尾、苏木各6g,与前法服,再连服,地鳖紫金丹四五剂痊愈,如不治愈者,十二个月主死不救。

(二十)点血仓、期门穴治法

右胁肋下8分软肉之处,为血仓、期门穴,被点者,六十日亡。加引药丹皮、红花各5g,同前法服,再连服夺命丹3剂,如不服药痊愈,一年发症而死。

(二十一)点气血囊合穴治法

右胁肋骨下1分，此处气血相交，名为气血囊合穴，被点者四十二日死。加引药蒲黄、韭菜子末各5g冲服，同十三味煎服，加陈酒一盅冲饮更效，如不服愈，三月发病不医。

（二十二）点督脉穴治法

脑后枕骨中受伤者，此处为督脉穴，能通三经，一身之主，如果骨碎立死，或五日七日死，急用川芎6g，当归3g，为引，同十三味煎服，又七厘散0.5g。次用夺命丹四五剂，如不治愈，后脑疼不止，周身疼而死。

（二十三）点正额穴治法

头额正中属心经，如被点打，皮肉不破，瘀血迷心窍，六七日而死，急用引经药、羌活、防风、川芎各6g。同前法服，又夺命丹3剂，痊愈。

（二十四）点大肠命门穴治法

头角两边属太阳太阴穴，大肠命门穴，被点中七日死，轻伤十五日死，如损伤耳目瘀血化脓不死，如伤风胀肿者亦死，急用引药川芎、羌活各3g，照前服，又七厘散0.5g，次夺命丹2剂，外用八宝丹药粉敷之立效，如不治愈，七日必死。

（二十五）点藏血穴治法

头两边耳尖下，名藏血穴，亦云少阴经，属肝经厥阴经，二穴被点打重者，血走肝肾，闷绝立死，如伤破出血，见风损气者，必定浮肿，在四十日内死。用引药当归5g、生地6g、川芎3g，照前法服，又七厘散0.5g，次夺命丹3剂，外用桃花散敷之，如不治愈，五十六日发症而死。

（二十六）点印堂眉心穴治法

头中额下1寸为印堂眉心穴，属阳醒神，被点打者，头发肿如斗大，三日内主死。用引经药防风、羌活、荆芥、川芎各5g，照前法服，又七厘散1g，次夺命丹3剂，痊愈，如若皮破出血不肿者无妨，如闷伤满肿出血主死不治。

（二十七）点血阻、捉命、斩命、黑虎心、归阴、游魂穴治法

此六穴被点打重者必死，如轻伤可治，切莫轻视，治方见前，如果肋骨断碎者，虽非正穴，如无祖传神方，十有九死，此妙方神效无比，名曰重生膏，又名喝骨引，用法须口诀相传也。取重秋糯稻草生谷者，用鲜者120g、陈者64g，炒灰，以童便制7次，存性，再用续随子叶去刺64g，捣千余锤，以草灰和匀，再捣糊加飞小麦粉一盅，捣成膏，陈酒制好，敷患处，立止疼，神效。再服七厘散，重0.5g、轻0.3g，酒吞服，又地鳖紫金丹3g，夺命丹3剂，再十三味方，临症加减。

（二十八）点背部穴治法

凡人身背部穴道，生死之位，属肾命，背心第七节骨两旁，偏下1分薄肉之处。打重者必吐血痰，一年主亡。用引药补骨脂、杜仲各6g，照前法服，又夺命丹3剂，如不治痊愈，十四个月必死无救。

（二十九）点后海底穴治法

肾命穴下偏两傍，并横下1寸8分，为后海底穴，被点打者三十三日死。引药补骨脂5g、乌药6g，照前法服，又紫金丹3剂，再服十三味痊愈，否则六十四日发症主死不治。

（三十）点腰眼穴治法

后海下1寸3分两腰眼中，左属肾右属命，被点者发笑，三日定死。加引经药桃仁、续随子各6g，照前法服，又夺命丹3剂，次服药酒愈，如不服断根，后发病主死不治。

（三十一）点命门穴治法

腰肾右边傍中为命门穴，被点者昏沉不醒，十四个时辰必死，宜急治。加引药桃仁、前胡各6g，照前法服，又夺命丹3剂，再用药酒痊愈，如不治断根，后发病服药无效，可服前治之方，再加丹参6g，同煎服有效。

（三十二）点后海底穴治法

臀股尾梢骨下为后海底穴，被点者七日主亡。加引经药大黄、月石、木瓜各6g，前方同煎，又夺命丹3剂，如尾梢骨尖重伤，不治痊愈，一年半发黄胖而死不治。

（三十三）点虈口穴治法

两腿骨尽处为虈口穴，点重者一年而亡。加引药益智仁、木瓜各5g，牛膝6g，照前服，又地鳖紫金丹4剂，如不治愈，后发疯不治。

（三十四）点涌泉穴治法

脚底心为涌泉穴，点重伤者十四月主死不救，急治无妨。加引经药木瓜、川牛膝各6g，照前法服，若肾伤者，用参三七、益智仁各6g。

以上三十六大穴，受伤重者立死，轻者可救，轻者当时不知其疼，日后发病而亡，只因病多服药无效，有内伤故也。凡打斗时切不可轻意，须当服药为主，各穴道受伤者，先用发散为主，十三味总煎方为君，加减十三味为佐，丸药、药散临证用之，凡施药切勿误入，慎之慎之。

十二、点穴救治秘方总煎十三味方(通治跌打损伤)

川芎6g、归尾10g、玄胡6g、木香6g、青皮6g、乌药6g、桃仁6g、远志6g、三棱5g、莪术6g、骨碎补6g、赤芍6g、苏木6g。大便不通加生川军6g，小便不通加车前子10g，胃口不开加厚朴、砂仁各6g，水二碗煎至半碗，陈酒冲服。

加减十三味方：

远志(去心)6g、寄奴6g、肉桂5g、广皮6g、杜仲6g、当归10g、玄胡6g、砂仁6g、五加皮10g、五灵脂6g、生蒲黄6g、枳壳5g。水煎酒冲服。

十三、通治发散方(凡损伤先发散瘀血，宜通用一、二剂)

川芎6g、归尾7g、防风6g、羌活6g、荆芥7g、泽兰7g、枳壳6g、独活6g、猴姜7g。水煎酒冲服。

(一)发散上部方

防风6g、白芷3g、红木香3g、川芎6g、归尾6g、赤芍6g、陈皮6g、羌活6g、法半夏6g、独活5g、骨碎补5g、生姜3片。水煎酒冲服。

(二)发散中部方

杜仲、川断、贝母、桃仁、寄奴、蔓荆子各6g，当归、赤芍、自然铜(醋淬)各10g，肉桂1g、茜草3g。水煎，酒冲姜汁服。

(三)发散下部方

牛膝、木瓜、独活各10g，归尾6g、川芎6g，川断、厚朴、灵仙、赤芍、银花各8g，甘草3g。水煎，酒冲姜汁服。

凡人上、中、下三处受伤，须用发散药一、二剂为要，气急有痰加制半夏 10g，风痰，加制南星 6g，心惊加胆南星 5g，桂心 1g，香附 5g，同煎服。

十四、飞龙夺命丹

硼砂 24g、地鳖虫 24g、自然铜 24g（醋淬 7 次）、血竭 24g、木香 18g、当归 15g、桃仁 15g、莪术 15g、五加皮 15g（酒炒）、制猴骨 15g、元胡索 12g（醋炒）、三棱 12g（醋炒）、苏木 12g、五灵脂 10g（醋炒）、赤芍 10g、韭子 10g、生蒲黄 10g、破故纸（盐水炒）10g、炒广皮 10g、川贝 10g、朱砂 10g、炒葛根 10g、桑寄生 10g、肉桂 6g（去皮）、乌药 6g、羌活 6g、麝香 0.1g、杜仲 6g（盐水炒）、炒秦艽 6g、炒前胡 6g、土狗 6g、青皮 6g（醋炒），共为细末。重伤每服 10g，轻伤每服 5g，陈酒冲服。

十五、七厘散

土元 24g（去头足）、血竭 24g、硼砂 24g、莪术 15g（醋炒）、五加皮 15g（酒炒）、菟丝子 15g、猴骨 12g、巴豆霜 10g、三棱 10g、青皮 10g（去皮）、赤芍 10g（酒炒）、乌药 6g、炒枳壳 6g、当归 6g（炒）、蒲黄生熟各 6g、麝香 5g，共为细末。轻伤每服 1g，重伤每服 1.5g，最重者每服 2g，凡瘀血攻心者，服之即醒，陈酒冲服。

十六、卸骨擒拿救治法

（一）舒筋活络汤

荆芥 6g、防风 6g、透骨草 15g、羌活 3g、独活 5g、桔梗 6g、祁艾 6g、川椒 6g、赤芍 15g。煎浓汤趁热洗，每日 3 次，轻者 3 日可愈，重伤 9 日可愈，专治被卸被拿或其他跌打损伤,而皮肤发现青肿隐隐作疼者皆治之。皮破流血禁用此方。

(二)壮筋续骨丹

当归 64g、川芎 32g、白芍 32g、炒熟地 20g、杜仲 32g、川断 64g、五加皮 64g、骨碎补 100g、桂枝 32g、三七 32g、黄芪 32g、虎骨 32g、破故纸 64g、菟丝子 64g、党参 64g、木瓜 32g、刘寄奴 64g、地鳖虫 100g。

以上 18 味共为细末,砂糖水制成水细丸,每服 10g,酒引下凡被卸拿筋骨受伤非洗药所能治者,服此必能见效,即筋断骨折,所伤轻者,亦可治之。

十七、武当道教医药秘传内外损伤主方(按症加减)

归尾、川芎、生地、续断各 6g,苏木、乳香(去油)、没药(去油)、木通、乌药、泽兰各 3g,桃仁(去皮尖)14 粒,甘草 1g、木香 1g、生姜 3 片,水煎。加童便老酒各一杯冲服。

引经各药开后:

1.瘀血凝胸加砂仁 5g。

2.血攻心气欲绝加淡豆豉 3g。

3.气攻心加丁香 3g。

4.气喘加杏仁、枳壳各 3g。

5.狂言加人参 3g、辰砂 1g,金银器同煎。

6.失音不能言加木香、菖蒲各 3g。

7.气塞加厚朴、胆草各 3g,陈皮 1g。

8.发热加柴胡 、黄芩、白芍、薄荷、防风各 3g,细辛 1g。

9.瘀血加头发灰 6g。

10.发笑加蒲黄 3g、川连 6g。

11.腰伤加破故纸、杜仲各 3g,肉桂、小茴各 1g。

12.大便不通加大黄、当归各 6g,朴硝 3g。

13.小便不通加荆芥、大黄、瞿麦各 3g,杏仁去皮尖 14 粒。

14.大便黑血加川连 3g、侧柏叶 6g。

15.小便出血加石榴皮 3g、茄梗 6g。

16.大小便不通加大黄、杏仁、肉桂各 5g。

17.小便失禁加肉桂、丁香各 3g。

18.大便失禁加升麻、黄芪、诃子、桔梗各 3g。

19.肠中冷疼加元胡索、良姜各 3g。

20.咳嗽加阿胶 6g,韭根汁一杯。

21.肠右一点疼加草果、连翘、白芷各 3g。

22.粪门气出不收加升麻、柴胡、黄芪、白术各 3g,陈皮、甘草各 1g。

23.肠左连一点疼加小茴香、赤芍各 3g,葱白 3 个。

24.咳嗽带血加蒲黄、茅花各 3g。

25.口中出粪加丁香、草果、南星、半夏各 3g,缩砂 3 粒,赤小豆百粒。

26.舌上生苔加薄荷 6g、生姜 3g。

27.舌短语不清加人参、黄连、石膏各 3g。

28.舌长寸许加生僵蚕、伏龙肝各 3g,生铁 120g。

29.耳肿起加豆豉 3g。

30.呃塞加柴胡、五加皮、木瓜、车前子各 3g。

31.九窍出血加木鳖子、紫荆皮各 3g,童便一杯冲服。

32.腰疼不能转侧加泡浓细茶 3 杯,老陈酒 1 杯冲服。

33.遍身痛难转侧加巴戟、牛膝、桂枝、杜仲各 3g。

34.发肿加防风、荆芥、白芍各 3g。

35.喉干见药即吐加好砂仁粉纳在舌上半时用药送下。

36.喉不干见药即吐加香附、砂仁、丁香各 3g。

37.言语恍惚时时昏沉欲死,加木香、辰砂、硼砂、琥珀各 3g,西党参 15g。

38. 血气攻心有宿血不散用母乌鸡一只煎汤加老陈酒,黑豆汁各半,冲药内服。

39.头疼如裂加肉苁蓉、白芷梢各 3g。

40.头项心伤加白芷、厚朴、藁本、黄芩各 3g。

41.眼伤加草决明 5g、蔓荆子 1g。

42.鼻伤加辛夷、鳖甲各 3g。

43.耳伤加磁石 3g。

44.喉咙伤加青鱼胆、清凉散。

45.两颊伤加独活、细辛各加 3g。

46.唇伤加升麻、秦艽、牛膝各 3g。

47.齿伤加谷精草 3g。

48.齿摇动未落加独活 3g、细辛 1g,另用五倍子、地龙为末,掺牙根上即愈。

49.左肩伤加青皮 5g。

50.右肩伤加升麻 5g,若身上亦有伤,不可用升麻,致血攻心而死。

51.手伤加桂枝、禹余粮各 3g,姜汁三匙。

52.乳伤加百合、贝母、漏芦各 3g。

53.胸伤加柴胡、枳壳各 3g,韭汁一杯。

54.左肋伤加白芥子、柴胡各3g。

55.右肋伤加地肤子、白芥子、黄芪各3g,升麻1g。

56.肚伤加大腹皮3g。

57.背伤加砂仁、木香各3g。

58.腰伤加杜仲、破故纸各3g。

59.腰肋引疼加急性子6g。

60.小肚伤加小茴、急性子各3g。

61.左右两胯伤加蛇床子、槐花各3g。

62.外肾伤缩上小腹加麝香0.1g,樟脑0.1g,莴苣子一杯,3味共研细末,以莴苣子一杯,三味共研细末,以鲜莴苣捣为膏,和药贴脐上即出。

63.肛门伤加槟榔、槐花、炒大黄各3g。

64.两足腿伤加牛膝、木瓜、石斛、五加皮、苏梗各3g。

65.两足根伤加茴香、紫荆皮、苏木各3g。

66.诸骨损伤加苍耳子、骨碎补各3g。

67.诸骨节损伤加茯神6g,肿疼加人参、附子各3g。

68.瘀血积聚不散、肿疼、服药不效取天应穴,用银针刺出血愈;肿疼发热饮食不思加人参、黄芪、柴胡、白术各3g。

69.若寅卯二时发热作痛加陈皮1g,黄芪、白术各3g。

70.肿疼不赤加破故纸、大茴香、巴戟各3g,菟丝子5g。

71.如漫肿不甚作痛加赤芍、熟地、杜仲、苍术各6g。

72.青肿潮湿作热加山楂、山药、厚朴、白术各3g,砂仁7粒。

73.青肿不消,面黄,寒热如疟加人参、黄芪各2g,白术、升麻、柴胡各1g,陈皮2g。

十八、损伤补方药

大熟地21g，炙黄芪、白当归、焦术、生薏仁、净枣仁各10g，川牛膝6g，赤芍、白茯苓、木瓜各6g，防风3g、川芎2g，加桂圆肉3个，水煎服。

十九、武当夺命丹

当归、草乌、乳香、没药（过油）、血竭各6g，自然铜10g（醋淬7次），研为细末，每用1.5g，黄酒送下，重伤两三剂即愈。

二十、武当当归饮

当归24g、泽兰24g、红花10g、桃仁10g、丹皮10g、苏木6g，酒、水各一碗，煎一半。头伤加藁本，手伤加桂枝，腰伤加杜仲、白芥子、牛膝，此方效验如神。

二十一、大力丸

沙苑蒺藜盐水泡炒，黄鱼胶蛤粉炒，全当归酒炒，大生地酒泡蒸三遍，各500g，共为细末，蜜丸如桐子大，每服10g，龙眼汤送下。

二十二、英雄丸

沙苑蒺藜250g、牛板筋3副，甜瓜子、虎胫骨、龟板、白茯苓、当归各64g，续断100g、杜仲100g、故纸64g、自然铜15g、土鳖10个、朱砂10g、地龙60g。共为细末，蜜丸，每服10g，前半月盐汤送下，后半月黄酒送下。

二十三、续手功洗手药方（如意散）

象皮切片、鲮鱼甲酒炒、半夏、川乌、草乌（姜汁制）、全当归、瓦松、朴硝、川椒、侧柏叶、透骨草、紫花地丁、食盐各100g，加鹰爪一对，共入盆内，陈醋3.5kg、河水4kg

浸泡，临用时取出冲滚汤。洗后捽干练功。

二十四、武当止血散

1.三七 10g、血余炭 10g、白及 15g、马灯草 24g。上四味药共研为细末，加梅片少许装瓶备用。刀伤者将药粉撒于患处包扎之，立能止血止痛。

2.马勃 32g、黄柏 32g、三七 10g。上三味药共为细末，刀伤出血者用之甚效。

二十五、武当活血丹

主治：拳棍锤棒一切武伤、红肿、疼痛、跌打损伤、金疮出血肉、腰岔气、血瘀作痛。

方药：红花 32g、桃仁 21g、乳香 15g（醋制）、没药 15g（醋制）、血竭 15g、苏木 15g、儿茶 32g、归尾 32g、赤芍 64g、玄胡索 32g、麝香 5g、梅片 6g、朱砂 10g、白芷 32g、南星 10g、生甘草 30g、大头三七 10g。

以上十六味药，麝香、朱砂、冰片三味取出单研，共余诸药共碾碎用箩过后，将细粉加入掺匀，取黄米粉 90g 打糊制丸，如豌豆大，凉干装瓶备用。成人每服三五粒，黄酒送下，日服两次，幼者酌情减之。在未制以前也可取出部分药粉密藏备用，作外敷药，功效甚好。出血取药粉撒于伤处，可止血上痛，若伤处红肿疼痛，可用白蜜或生芝麻油调之，敷于患处，效如仙丹也。

二十六、武当展筋丹

主治：跌打损伤，血瘀作痛，伤筋动骨，脊椎膨大，肢体拘挛，行动困难等。

方药：当归 64g、川芎 64g、红花 64g、桃仁 50g、自然铜

100g(煅透醋淬 7 次)、土鳖虫 64g、马前子 30g(制去毛)、血竭 100g、姜黄 32g、白芷 62g、木香 32g、陈皮 32g、沉香 15g、小茴香 15g、三参七 64g、乳香 100g、没药 100g、赤芍 100g、香附 100g、儿茶 100g、鸡血藤 120g、川乌 32g(制)、凤仙花 64g、麻黄 64g、朱砂 10g、冰片 3g、元寸 10g。

以上共 27 味药,先将前 24 味药研细过箩,再将冰片、朱砂、麝香分别置钵锅内研细兑入掺匀。再取清泉水加生甘草 50g 烧沸,放冷以甘草水泛水丸,如梧桐子大,凉干备用。成人每服 3g,黄酒送下。孕妇忌服。忌大蒜、羊肉。

吾恩师用此丸治疗武伤、金伤、跌打损伤三百多人,无不效也。

二十七、复生散

主治:武打致昏倒地,昏迷不醒者。

方药:元寸 1g、土鳖虫 6g、巴豆霜 3g、苏合香 10g、自然铜(醋炒)24g、乳香(醋制)3g、没药 3g(醋制)、朱砂 3g、木香 3g、血竭 3g。上 10 味药分别研制成细粉装瓶备用。

成人每服 1~2g,用黄酒冲服,立起苏醒,神效。此散亦可外敷治疗金伤成疮久日不愈者,用香油调成糊状涂患处,已溃破者将药粉撒于伤处甚效。

二十八、武当回春膏

主治:金伤成疮流脓水,久日不愈,时痒时痛,五种疮毒,无名肿毒,阴阳恶疮,均能医也。

方药:乳香 32g、没药 32g、蜈蚣 32g、二花 150g、连翘壳 150g、地丁 150g、黄柏 150g、白芷 150g、穿山甲 150g、儿茶 30g、川黄连 150g、黄柏 150g、生栀子 150g、赤芍 150g、猪苓

150g、当归尾 150g、川芎 100g、生黄芪 150g、生甘草 64g、白蔹 150g、樟脑 32g、轻粉 32g、红粉 32g、广丹 100g、梅片 10g、血竭 32g。

以上 25 种药先将乳香、没药、轻粉、红粉、樟脑、梅片、血竭、儿茶八味药分别单研单包，再将余药 18 味轧成粗末，取麻油 25kg 倒入铁锅内，再把蜈蚣、二花等 18 味药放油内加温，炸枯捞药渣，将药油过滤再入锅用文火熬炼，待药油炼至滴水成珠时（即药油沸面青烟转浓黑烟至白烟时，油花由锅壁移于油锅中心时，离火下丹每 350g 药油下丹 120g）。下丹时，边下边搅防止丹落锅底或溢出。下丹完毕立即用冷水喷洒油膏，锅中待冒黑烟降温后，分成小坨投入冷水中，浸泡 10~15 天，每天换水两次，以去火毒。去尽火毒再将元寸等 8 味细粉兑入油膏中（将油膏置锅，渐加温软化后加入细料和匀）。

摊膏：二寸半见方，膏重 3g，一寸半见方，膏重 2g，最后盖章标记，装盒密封。

二十九、武当千锤膏

主治：红肿高大，无名肿毒，乳痈初起，红肿疼痛。

方药：杏仁 40 粒、桃仁 40 粒、生巴豆 7 个、陈铜绿 10g、冰片 6g、香油 160g。

制法：将上 5 味药置于石槽内共捣（去皮），成泥状，再取出放板上用锤砸加入铜绿和冰片，同时掺入香油搓揉，传曰：锤一千锤，故名千锤膏。装瓶封闭备用。敷于患处。

三十、武当五仙膏

主治：痈疽、疔毒、红肿、疼痛。

方药：生甘草（去皮）64g、元寸1g、广丹10g、梅片1g、黄连32g。

制法：先将黄连、甘草制为细末，再把余药粉合匀，取生油适量把药粉调糊装瓶内备用，涂抹患处包扎，治上述症特效。

三十一、观音膏

主治：拳械击伤，脱臼骨折，红肿疼痛，日久成疮，已溃未溃，筋伤难伸，行动困难，腰痛腿疼。

方药：桂枝64g、桑枝32g、红花32g、桃仁100g、乳香（醋制去油）64g、没药（醋制去油）64g、天花粉64g、白芷64g、大黄64g（酒制）、赤芍64g、木瓜64g、苏木32g、牛膝64g、自然铜32g、舒筋草32g、牡丹皮32g、刘寄奴64g、木通32g、鸡血藤64g、玄胡索（醋制）64g、儿茶64g、当归64g、川芎64g、广木香32g、轻粉32g、红粉32g、元寸10g、生甘草32g、广丹32g、冰片15g。

制法：全料共30味药。先将乳香、没药、自然铜、儿茶、红粉、元寸、冰片、广丹8味单研单包备用。再将桂枝等22味药砸成粗末倒于铁锅中，取香油3000ml加温炸枯，捞去残渣过滤，续用文火慢熬，使药油面起的烟由青转成浓黑烟，再转成白烟，油花由锅壁移到油锅中心时，取药油试之，滴水成珠不散时，离火下丹。每320ml药油，下丹120g，边下丹边搅匀，然后喷冷水入油锅中，降温不烫手时，将油膏分成小坨投入冰水中浸渍，每天换二次冷水，共浸15天，以去火毒。再将油膏置锅内渐加温化，兑入元寸等7味细料，揉匀摊膏，见方三寸半者摊油膏重2g，见方一寸六者摊膏重1g，最后盖章密封保存备用。

三十二、武当白衣膏

主治：武打伤筋动骨，跌打损伤，骨折脱臼，跌仆闪腰，血瘀肿痛，扭伤摔伤等。

方药：当归头32g、赤白芍32g、红花32g、黑丹皮32g、乳香（醋制）40g、没药（醋制）40g、穿山甲40g、生牡蛎40g、鳖甲40g、儿茶40g、广木香15g、南丁香6g、生甘草21g、轻粉32g、红粉32g、桃树枝64g、柳树枝64g、梅片10g、桂枝32g、铅丹320g、元寸10g。

制法：先将乳香、没药、儿茶、轻粉、元寸、梅片、铅丹7味药取出，需研者研细单包备用。再将当归头等15味药粉粗粒取香油1500ml，置铁锅内把药炸枯，捞去残渣，再将药油过滤，继续用文火煞缩，使油沸面上烟由青转浓黑，再渐转为白色时（另外看油花转移翻在油面中心时），可离火下丹，边下丹边搅匀，防止药油外溢和丹沉底焦化。下丹后立即用冷水喷于油膏内降温，将油膏分成小坨，立即倒入冷水中浸泡，每日换水2次，共泡15天，以去火毒。

最后将油膏低温温化，兑入元寸等七味细料揉匀，摊膏寸分见方大小的布衬，摊膏约2g，一寸六见方的摊膏约1g，密封印字备用。

三十三、武当九虎丹

主治：跌打损伤，伤骨动筋，血瘀作痛，红肿不散，闪腰岔气，扭伤转筋，四肢拘挛。

方药：乳香（醋炙）100g、没药（醋制）100g、当归 150g、川芎 100g、天南星（制）、红花 100g、白芷 100g、防风 100g、生甘草 64g。

制法：将上 9 味药共碾成细粉过箩，用黄米粉适量打成糊泛药为丸，如豌豆大，放阴凉通风处凉干。成人每服 10g，用黄酒冲服，日服 2 次，禁忌大蒜、羊肉。孕妇禁服。也可外敷，疗效甚佳。

三十四、武当平风丹

主治：金伤、打伤、红伤、跌仆损伤所引起之破伤风症，见脚弓反张，震颤搐风，牙关紧闭，意识恍惚等。

方药：细辛 18g、生白附子 20g、全蝎 18g、天麻 18g、白芷 18g、生南星 18g、羌活 18g、防风 26g、珍珠（豆腐制）1g、生甘草 32g。

上 10 味药共研细粉（珍珠单研），混合拌匀，取全药的一半，用冷开水泛丸如绿豆大。每服 5~7 粒，另一半装瓶密封，需用时取出少许用白酒敷伤处，内外合用良效。

三十五、武当八仙散

主治：跌打损伤，落马坠车，红肿疼痛，血瘀发青，伤筋动骨。

方药：马灯草 15g、马前子（油炙）64g、乳香（醋制）100g、没药（醋制）100g、土鳖虫 32g、水蛭 32g、麻黄 50g、梅片 3g。

制法：以上共 8 味药，先将梅片研细另包，再将余 7 味药碾细过箩，再与梅片混合调匀装入瓷瓶内密封。用时取 3g 以黄酒冲服，日服二次也。可用高度白酒把药粉调成糊状敷于伤处。内外兼用，效灵如神。

三十六、练功舒筋丹

主治：初练武功所致的腰疼腿痛，筋伤气滞，四肢拘挛，全身不舒等。

方药：当归 100g、红花 100g、赤芍 100g、木香 32g、防风 64g、舒筋草 100g、木瓜 100g、川牛膝 100g、小茴香 15g、白芷 64g、陈皮 32g、

制法：上 11 味药共轧成细粉，用黄米粉打糊制丸，如梧桐子大凉干。成人每服 10g，用黄酒送下，孕妇忌用。

三十七、四仙散

主治：红肿高大，已溃未溃。

方药：取生甘草（取外粗皮）64g、川黄连 6g、绿豆 64g、冰片少许。

制法：上 3 味共为细末，茶水调膏外敷患处。

图书在版编目（CIP）数据

武当道医伤科临证灵方妙法 / 尚儒彪编著．—太原：山西科学技术出版社，2013.7（2024.2 重印）

ISBN 978－7－5377－4502－4

Ⅰ.①武… Ⅱ.①尚… Ⅲ.①道教—中医伤科学—经验 Ⅳ.①R274

中国版本图书馆 CIP 数据核字（2013）第 147274 号

武当道医伤科临证灵方妙法

WUDANG DAOYI SHANGKE LINZHENG LINGFANG MIAOFA

出 版 人　阎文凯
编　　著　尚儒彪
责任编辑　郝志岗
封面设计　吕雁军

出版发行　山西出版传媒集团·山西科学技术出版社
地址　太原市建设南路 21 号　邮编　030012
编辑部电话　0351－4922072
发行电话　0351－4922121
经　　销　各地新华书店
印　　刷　河北赛文印刷有限公司

开　　本　880mm×1230mm　1/32
印　　张　10.5
字　　数　230 千字
版　　次　2013 年 7 月第 1 版
印　　次　2024 年 2 月河北第 2 次印刷

书　　号　ISBN 978－7－5377－4502－4
定　　价　36.80 元